正确的睡眠防百病

[日] 宫崎总一郎 / 著

侯丕华　黎楠 / 译

中国科学技术出版社

·北　京·

图书在版编目（CIP）数据

正确的睡眠防百病／（日）宫崎总一郎著；侯丕华，黎楠译．
—北京：中国科学技术出版社，2013.9
ISBN 978-7-5046-6405-1

Ⅰ．①正…　Ⅱ．①宫…②侯…③黎…　Ⅲ．①睡眠－关系－健康
Ⅳ．① R163

中国版本图书馆 CIP 数据核字（2013）第 179722 号
著作权合同登记号：01-2013-0370

Original title: MANBYO WO FUSEGU NEMURIKATA by Soichiro Miyazaki
Copyright © Soichiro Miyazaki, 2010
All rights reserved.
Original Japanese edition published by Sunmark Publishing, Inc., Tokyo

This Simplified Chinese language edition is published by arrangement with
Sunmark Publishing, Inc., Tokyo in care of Tuttle−Mori Agency, Inc., Tokyo
through Beijing GW Culture Communications Co., Ltd., Beijing.

策划编辑	张　楠
责任编辑	高雪岩
责任校对	王勤杰
责任印制	张建农
装帧设计	中文天地

出　　版	中国科学技术出版社
发　　行	科学普及出版社发行部
地　　址	北京市海淀区中关村南大街16号
邮　　编	100081
发行电话	010-62173865
传　　真	010-62179148
投稿电话	010-62176522
网　　址	http://www.cspbooks.com.cn

开　　本	880mm×1230mm　1/32
字　　数	92千字
印　　张	4.25
版　　次	2014年1月第1版
印　　次	2014年1月第1次印刷
印　　刷	北京长宁印刷有限公司
书　　号	ISBN 978-7-5046-6405-1/R·1687
定　　价	16.80元

前　言

过度睡眠、睡眠不足都会缩短寿命

让人意想不到的是，睡眠不足是导致癌症、高血压、糖尿病以及其他可危及生命的疾病的原因之一。另外，过多的睡眠还可以增加死亡率，增加幅度最高达 40%。

在人的一生中，"健康"是幸福人生不可缺少的要素。无论有多少时间、多少金钱，一旦没有了健康，就不能够畅享时间和金钱带给我们的自由和幸福。

无论当下，还是十年前、百年前，都有很多所谓的健康法则存在，为了守护健康，很多人不惜一一地去尝试，不过究竟是否有效，不得而知，枉费了很多时间，也不能持久地坚持下去。

渴望健康，使很多人陷入了一种为了健康而不断纠结忙碌的状态之中，他们来到我这里咨询。

作为一名睡眠医疗专家，我诊治了许多因睡眠问题而困惑、苦恼的患者。与此同时，我也深感在当今世界能够轻松睡眠确实不易。

在忙碌的当今社会，熬夜、睡眠不足、睡眠时间长而质量差等现象屡见不鲜。幸亏许多人意识到了这一点，并努力地去克服，一有时间就补充睡眠、养精蓄锐，以缓解睡眠不足的状态。

质量差的睡眠是导致多种疾病的原因。我诊治了许多因为睡眠质量不佳而导致多种疾病发生和原有疾病恶化的患者。从皮肤粗糙、腹泻到肥胖、高血压、糖尿病、脑血管疾病、有猝死危险的心脏病、癌症和被称为"精神疾病"的抑郁症等，所有的疾病都可由于质量差的睡眠诱发或加重。

相反，要防止上述疾病的发生，可以说良好的睡眠是较好的健康法则。

请略加思考一下，想拥有健康是那么难吗？有很难的技巧需要掌握吗？

人的大脑和身体时刻进行着非常复杂的活动，然而，健康却仅需要一个很朴素而又很简单的条件。

这就是良好的睡眠。

良好的睡眠可以防止许多疾病的发生，帮助机体保持原有的机能状态，维持永久的健康。

昨天，您睡了几个小时？

那么，如何获得高质量的睡眠呢？

首先，自己要有合适的睡眠时间，这是必须的。

在现代社会，繁忙的工作，电视电脑的娱乐，仅通过非常简单的操作就可以完成通讯的手机，均是最终导致睡眠不足的原因。不但如此，甚至还有些人，总是炫耀自己因为有什么重要的事情没有睡觉等。

另外，也有很多人认为"睡眠时间越长就越健康"。但是，实际并非如此。睡眠不足当然是不行的，但是过多的睡眠对身体也有害，这已经被"睡眠时间和死亡率之间的关系"这个调查结果所证实。该调查显示，最长寿的人平均每天的睡眠时间为 7 小时，无论睡觉时间比 7 小时多或少，都可以升高死亡率，升高幅度最高达 40%。

但是，值得注意的是，适当的睡眠时间是因人而异的。"7 小时的睡眠时间最能够长寿"，这 7 小时，是该组调查对象睡眠时间的平均值，就每一个人而言，有的睡眠 5 ~ 6 小时，有的睡眠 5 ~ 7 小时。无论如何，我们认为 7 小时是睡眠时间的一个目标。因为之后要介绍对最佳睡眠时间的调查，此时我们即以此作为参考。

为了缓解平时睡眠的不足，利用周末时间补觉的人很多。这样的生活习惯，也许会导致疾病的发生，缩短您的寿命。"今天休息，就使劲地睡吧"，为了健康，请抛弃这种做法。从预防疾病的观点出发，必须立即终止"周六、周日白天一直睡觉，到傍晚才起来"的这种不良生活习惯。

昨天，您几点入睡？

在考虑高质量睡眠的时候，很多人都仅注意到睡眠的时间。

实际上，"几点睡"这一问题也和睡眠质量相关。同样是7小时的睡眠，从晚上10点开始睡眠7小时，和从深夜2点开始睡眠7小时，是完全不一样的效果。

在电灯发明以前，大家都能够得到足够的睡眠，熬夜和睡眠不足的情况是鲜有的。但是，自从爱迪生发明了电灯并得以普之后，人类无论昼夜都能够方便地进行活动。

结果给我们带来了什么呢？

有光的生活，一方面给予了我们无限的活动时间，另一方面也夺走了我们的睡眠时间。

人类自太古时期开始，一直过着日出而作，日落而息的生活，白天工作劳动，晚上大脑和身体都进入睡眠的休息状态，如此周而复始。除去疲劳、修复身体的生长激素只有在夜间睡眠时间才分泌，防止老化、抑制肿瘤、分解毒素的褪黑素也只有在夜间才分泌。因此，消减睡眠时间会妨碍体内某些激素的正常分泌，容易导致疾病。

那么，什么时间睡眠好呢？

由于工作或某些事情忙碌是可以理解的，但是，也请在凌晨一两点前睡眠。为什么要强调在凌晨一两点前睡觉呢？将在后面做说明。

在凌晨一两点钟之前入睡，这是我们与生俱来身体修复所需要的最基本标准。

质量差的睡眠是导致身体机能下降的最有害的因素。若不及时加以治疗，将会导致睡眠障碍甚至其他多种疾病的发生。

过度睡眠、睡眠不足等一旦习惯化之后，我们将离健康越来越远，这是对身体最不利的一种做法。相反，养成良好的高质量的睡眠习惯，就可以远离疾病和身体不适，保持健康和精力充沛。

所谓"良好睡眠，预防百病"，就是说获得适合自己的睡眠和最佳的睡眠时间可以有效预防疾病的发生。工作起来就难以保证良好的睡眠了。请不要担心，本书将简单地介绍提高工作效率、保证优质睡眠的方法。

每天都应注意保证身体最适当的睡眠，最大限度地提高身体与生俱有的健康机能，这样一来，保证持久的健康并非是件很难的事情。若正确的睡眠已成为自然，那么即使不追求健康，健康也会自然存在和保持着。

请阅读本书，改善自己的睡眠。希望您能够把握住自己的身体健康，度过愉快而丰富的人生。

目 录
CONTENTS

第2章 ｜ 睡眠——简单而强大的 健康方法 ·········· 29

第3章 | 了解睡眠知识，睡眠就会发生 戏剧性的变化 ················ 71

第1章

过度睡眠和睡眠不足，都是大病的开始

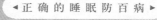

不良工作习惯，
可使癌症患病率增加 3～5 倍

您每天几点睡觉？

不论老人或小孩，生活在现代社会，包括周末在内的一周期间，大概入睡时间都偏晚吧。工作繁忙、家务事繁多是一方面，另外，24 小时连续播放的电视、网络等的娱乐活动也丰富多彩。人们不知不觉地沉迷于上述活动，最终导致熬夜。我想无论是谁，可能都有这样的经历吧。

但又有多少人知道这种不规则的睡眠和睡眠不足，会成为导致癌症发生的重要因素呢？

癌症是目前日本死亡的首位因素。据厚生劳动省的统计结果，自 1981 年开始癌症成为死亡原因的第一位以来，近 30年间，癌症发病比例持续增加，现今在日本，每 3 个因病死亡的人中就有 1 人死于癌症。

说起癌症的原因，和其他生活习惯病一样，首先在人们脑海里浮现的是吸烟、饮酒等的不良生活习惯和饮食习惯。的确，上述因素是导致癌症发生的首要原因。另外，根据许多国家的调查统计结果，不规则睡眠和睡眠不足也是导致癌症发生的重要原因之一。

连续 24 小时营业的工种，工作人员必须交替轮流上班，从而不能得到规律的睡眠，容易陷入慢性睡眠不足的状态。据说在发达国家，约有 1/5 的人从事这种夜间交替工作的职业，故夜间工作非常普遍。

我想在您的身边也有从事这种工作的人。美国发表了关于这样工种的震惊性的调查结果。每周 3 次以上夜班工作的女性，乳腺癌发病的危险是白天工作女性的 2 倍之多。2005 年日本的一项研究证实，不仅女性，从事 24 小时倒班工作的男性比单纯白天工作的男性，前列腺癌的发病率升高 3 ～ 5 倍。

导致癌症发生的原因有多种。实际上，即使在健康人的体内，每天也要产生数千个癌细胞，但这个世界上也并非到处都是癌症患者。为什么呢？人体具有免疫力，只要免疫功能正常，就能够每天把这些癌细胞清除掉。但是熬夜或上夜班，致使睡眠不充足，免疫力减退，免疫功能被削弱，这将不能够清除癌细胞，最终导致癌症发生风险升高。

免疫力不仅可以抑制癌症的发生，还具有清除病毒、细菌、毒素等对机体有害物质的作用。这种免疫机能若不能够正常发挥作用，将会给身体带来不良后果。

总之，睡眠是人体健康不可缺少的一种行为。

日光灯对身体不好

　　睡眠不足可导致癌症发生风险升高，另外还有一个原因，就是褪黑素的减少。

　　褪黑素是夜间光线变暗时机体产生的、与睡眠相关的一种激素。我们已知这种褪黑素调节睡眠的节律，能使机体保持良好的睡眠质量。

　　但是，熬夜，直到深夜依然持续沐浴着日光灯的照射，就会抑制这种重要的褪黑素的产生。因为褪黑素是通过光线调节而分泌的一种激素。我们将在后面进行详细说明。

　　白天沐浴着阳光，夜间不被灯光所照射的这种抑扬节律，可以产生正常数量的褪黑素。但是，熬夜或睡眠不足等睡眠质量差的人，这种抑扬节律自然地就消失了。机体不分泌褪黑素就不会产生睡意，会使睡眠时间更加错后。在我们机体各组织中，一旦不能在适当的时间得到适当时长的睡眠，免疫力就会下降。自然，免疫力低下，就会导致对癌的抵抗力减弱。

　　另外，褪黑素不仅能够诱导人类产生良好睡眠，并且还可以还原导致衰老的活性氧，具有解毒作用以及对抗癌细胞、抗肿瘤作用等，对维护我们身体健康发挥着诸多的功效。因此，褪黑素减少，其上述作用减弱，最终使我们变成容易诱发癌症的体质。

由于种种原因导致熬夜，在应该睡眠的时间不能够入睡，这种情况并不少见。正因为如此，使得机体对以各种形式原本就存在于自身体内的癌细胞的免疫能力下降。

癌症是目前病因依然不能十分肯定，治疗方法也很有限，令人非常恐惧的一种疾病。我们已知其患病率正在飞快增长，对此您还继续持有下面的想法吗？"睡眠不足并不是什么大不了的事情"、"反正明天休息，今天就熬夜吧"。

熬夜，使月经提早来潮

月经是与女性健康不可分割的一种生理现象。由于体质不佳、生活不规律导致月经紊乱的女性非常多见。月经初潮以后，几乎所有的女性，一生中约一半的时间有月经伴随着，月经成为衡量女性身体健康的一个尺度。

您知道近年来日本女性月经初潮年龄在逐渐变早吗？在北美和欧洲，月经初潮的平均年龄为 13 岁左右，而日本则是 11 ～ 12 岁。

为什么与体格高大、早熟的外国人相比，日本女性月经初潮更早呢？我们认为其原因之一，就是日本的孩子们睡得太晚。在日本，过去孩子们晚上 9 点以前睡觉，而如今孩子们上夜校、给朋友们发邮件等活动导致睡眠时间很晚。特别是女孩子，有依赖手机联络朋友的习惯，从晚上 9 点到深夜 12 点，使用手机发送信息的比率非常高。我们认为，熬夜不睡觉，持续的日光灯照射，是导致日本女性月经初潮年龄变小的重要原因。

前述褪黑素除了与睡眠有关系之外，它还有着其他的作用，其中一种作用就是抑制人体性成熟。褪黑素的形成由光线控制，如果光线不变暗，是不会产生褪黑素的。一般，如果正常睡眠的时间不睡觉，而是在日光灯照射的环境下活动，褪黑素的分泌就会受到抑制，从而加快性成熟。

可证实褪黑素作用的最好例子，是居住在北极的因纽特人的女性，她们的月经都是在冬季结束以后才来潮。

在电灯普及以前，北极圈的冬季黑暗而漫长，因此，褪黑素促使性成熟的作用在黑暗的环境中被抑制，月经停止来潮。

从某种意义上讲，这种现象也是有一定生物学道理的。在没有电灯的时期，在北极圈如果在冬季怀孕，经历 10 个月妊娠期后，孩子出生就又到了冬季。在黑暗漫漫的冬季的北极圈，调制食品以养育幼儿，不难想象这是一件相当辛苦的事情。为了避免上述情况的发生，在冬季停止来潮，女人们也就不可能怀孕了。我们认为这是一种为了生存而产生的自然选择。

而现在，北极圈电灯已普及，保持那种生理节律的因纽特人也就变得很少了。

另外，现在的孩子们月经初潮年龄变小，也并非自然生理变化造成的。在现代这样的人工环境中，月经初潮年龄越小，乳腺癌的发病风险就越高。

下面我们以雌激素为例，做一下说明。

雌激素具有促进生殖器发育和排卵的功能，是女性身体内不可缺少的一种激素。但是，由于某种原因，其分泌量多于生理需求量或使用激素治疗补充了雌激素的数量，乳腺癌的发病风险就会升高。月经初潮年龄越小，乳腺癌的发病风险就越高，我们认为是雌激素的释放期过长所致。

另外，与光照后褪黑素的产生受抑制不同，雌激素的产生则是增加的。即晚上熬夜不睡觉，褪黑素的分泌被抑制，而雌激素的分泌量却较正常需要量增加，从而导致乳腺癌的发病风险更加升高。

希望您能够明白，晚上不睡觉，被光线照射的确与疾病的发生密切相关。如果不接受此种观点，那么将会从幼儿期开始，不知不觉地埋下疾病的种子。

我们应该重视：绝不应该对女性月经初潮年龄变小，当成是"现代的孩子早熟"，并以此为理由而置之不理了。

一上夜班就腹泻的原因

人体内存在着各种各样的激素，它们起着调节机体功能的作用。其中有一种被称为生长激素的激素，与成年人身体健康密切相关。当然，即使是称为"生长激素"，也不只是仅仅与儿童的身体和大脑发育相关。

生长激素对于成年人来说，主要是促进身体内细胞再生、活化，并提高机体免疫和抵抗能力。

但是，生长激素只在睡眠的时候分泌，而且是在入睡 15 分钟后进入深度睡眠的时候分泌，此后，无论再睡多长时间，该激素也不会再度分泌，因此是一种深度睡眠时才能产生的激素。

人开始睡眠以后，大约有 1 小时的时间是深度睡眠，生长激素仅在此时分泌，在这段时间有修复机体机能的作用。

请您记住，在凌晨 3 点以后，睡眠转变为浅睡眠。所以，夜间 12 点以后入睡，深度睡眠的时间就不充分，有可能导致生长激素分泌量下降。为了美容和健康，我推荐您在 12 点以前睡眠，其理由就是如此。

在晚入睡的次日或熬夜以后，周身肌肉不适、身体状况不佳，许多人可能都有这种体会。仅仅一个晚上晚睡，第二天如果能够得到充足的睡眠，那是没有问题的，肌肉和身体状态会很快恢复。但是，一旦养成了深夜才睡眠的不良习惯，将会陷入不规则睡眠和慢性睡眠不足的状态，这样一来，生长激素分泌时段就会缩短，身体受到的不良损害、疲劳等均不能得以充分修复，从而导致疲劳蓄积。

一旦生长激素持续不分泌，本来在睡眠状态下应进行的机体修复机能将不能正常实施，从而导致身体机能衰退，并成为各种各样的不适和疾病产生的原因。

汽车、自行车、电脑等，若不定期进行检修、调整，其机能就会变差、出现故障，与此相同，人的身体若只是活动而不修整，也将超出其负荷。

夜间工作的人们，由生长激素进行的胃肠道修复机能不能够正常实施，从而导致腹泻，这是已经被研究证明的事实。

在24小时"无睡眠"的日本社会中，消减睡眠时间、学习和工作到深夜的人非常多。还有，娱乐优先而不睡眠的人也有不少。

"大不了不就是睡眠不足吗！"像这样轻视睡眠的问题，将会导致自身身体健康被侵蚀，也将使我们为了美好生活而付出的学习和工作遭受障碍，希望您能够理解这一点。

安静的环境，
可以帮您控制血压

睡眠质量差除了会诱发癌症以外，也会影响其他疾病的发生。高血压也是其中之一。由于高血压几乎没有自觉症状，所以很容易被漏诊。高血压可以使血管变硬，导致动脉硬化，成为导致心肌梗死等疾病的重要危险因素。

为了说明高血压与睡眠之间的关系，下面介绍一个从一位医生朋友那里听到的一位男患者的故事。

这位患者长年生活在噪音大的东京，为了控制血压，一直坚持服用降压药物，但是，自从搬家到了滋贺，降压药物就一概不用服了。其道理是搬家到了一个安静的环境中，得到了充分的睡眠，血压也就自然降至正常了。

一有噪音，人就不能进入深度睡眠。睡在持续有噪音的地方，人总是处在浅睡眠状态。周围有些什么声音时就容易入睡，如开着电视机就睡着了，生活中这样的人也常有。但是，"周围有些声音就容易睡着"，这是一种强烈的意识作怪，并最终形成了一种习惯，而绝不是一种质量好的睡眠。

很多人认为，在睡眠时，人们对外界的情况完全屏蔽，听不到声音，感觉不到光。其实并非如此，在睡眠时，大脑可以通过耳朵和视网膜清晰地感知声音和光线。

我们的身体不习惯噪音，有时即使看上去习惯了，那也只是一种防御反应，依然是会给身体带来负担的。在有噪音的地方睡觉，即使本人没有意识到，睡眠也会变浅，在睡眠过程中会有多次觉醒。于是，在睡眠过程中，本来应该是副交感神经占优势的，结果造成交感神经过度紧张。

所谓交感神经，是一种可以使心率变快、血压升高、机体活动能力提高的神经；而副交感神经的作用与交感神经的作用相反。当一方起正作用时，另一方则起负作用，这两种神经的平衡协调控制着身体的生理活动。因此，在睡眠中多次出现较浅睡眠，使交感神经活动，从而导致血压升高。

据说，40%的高血压患者伴有失眠，这与由于某种原因导致睡眠变浅、血压升高有关。实际上，给高血压患者服用安眠药，血压也能够下降就是这个道理。

罹患高血压，就会加重心脏的负担，导致心功能不全。动脉分布于全身各器官，所以，高血压影响的不仅是心脏，还会影响到其他的脏器。

不仅是高血压，当出现一个疾病症状时，身体各部位都会感到不适，难道不是这样吗？因此，只有获得良好的睡眠，消除产生疾病的各种原因，才可以控制高血压，进而减少其他多种疾病的发生。

仅两天睡眠不足，
糖尿病病情就急速进展

糖尿病与高血压相同，在其初期阶段并没有疼痛等不适症状，所以很多人都不予以重视。

所谓糖尿病是指由于胰岛素分泌不足或胰岛素抵抗，供给机体能量的葡萄糖不能进入细胞内发挥作用，在血液中蓄积，导致血糖升高。如果对于血糖升高不加以治疗，放任不管，常常会引起并发症，从而出现严重的临床症状。

分析糖尿病的病因，一般认为是由于暴饮暴食所致，通常大家都不会考虑到糖尿病与睡眠之间的关系。但实际上，约70%以上的糖尿病患者，都被睡眠障碍困扰着。

由于糖尿病导致夜间尿频，周身火辣辣地疼痛、刺痒等神经症状，致使不能正常睡眠。但是，在出现上述症状之前，由于睡眠不足导致糖尿病发生，这种事件也并不少见。

请看在美国做的一个实验。限制健康男性的睡眠时间，在其睡眠时间内，检查体内各种激素的水平，了解身体会出现什么样的变化。这个实验证明，限制每天睡眠时间在 4 小时以内，仅两天之后，就出现胰岛素抵抗、血糖升高。

所谓胰岛素抵抗，顾名思义，就是机体对胰岛素的抵抗力升高，即使给予同等剂量的胰岛素，也难以控制血糖水平。

体内胰岛素是控制血糖水平的一种激素，使细胞摄取葡萄糖转化为能量。若机体对胰岛素反应不敏感，葡萄糖就不能顺利被细胞所利用，肌肉和各脏器的能量供给不足，全身的能量也就不够。可见，限制每天睡眠 4 小时仅两天，糖尿病的发病风险就会升高。

您还由于工作繁忙，连续缩短睡眠时间，克服着自己因睡眠不足造成的不良情绪吗？一旦陷入这种睡眠不足导致的身体不协调状态之后，是很难超越过去的。

睡眠不足是人体最大的负担

　　如果睡眠质量持续较差，在不知不觉中，身体各部位就会出现疼痛等不适症状，这也成为导致多种疾病的原因。特别是睡眠不足，对机体的损害是超乎想象的。一旦发生慢性睡眠不足，将导致身体承受巨大负荷。

　　当人体遭受压力、承受负荷时，与此对应的一种皮质醇激素的分泌就会增加。这种激素有升高血糖的作用，从而使血糖维持在一个较高的水平。一旦血糖水平升高，体内胰岛素的分泌也增加，血中胰岛素的水平也就升高了。其结果导致胰岛素抵抗的产生，血糖难以下降至正常水平，最终向糖尿病发展。一旦发生了糖尿病，病情就会不断进展，产生各种各样的不适症状，致使不能良好睡眠、频繁起夜、早晨起床困难、白天头脑不清醒，即陷入不良睡眠状态。

　　常常可以见到这样一类人，由于持续的不良睡眠状态，此后就越来越不能够正常睡眠，最终导致疾病的恢复变得缓慢。

　　日本做了一项关于糖尿病与睡眠相关性的调查。为了判断糖尿病患者血糖的情况，检测糖化血红蛋白 A1c，以反映过去三个月的平均血糖水平。对患者进行血液检查，并记录其结果进行比较。结果表明，睡眠时间极度缩短或极度延长的人群糖化血红蛋白 A1c 的值比睡眠 7 ~ 8 小时人的明显升高。另外，日本大学的研究结果证实，服用镇静药改善睡眠的人群，糖化血红蛋白 A1c 的水平自半年后开始下降；而不服用镇静药的人群，糖化血红蛋白 A1c 则是升高的。

由此可知，睡眠不仅可以预防疾病，在发生疾病以后的治疗上，睡眠也起到很大的作用。

熬夜，提高肥胖的风险

无论男性或女性，到了一定的年龄身体多余的脂肪就会堆积。

被人们所说的"中年肥胖"，似乎是到了一定年龄以后必然发生的，大家已经接受了这种现象。但是，肥胖不单单是外观上的表现，它还是多种生活习惯病的病因，必须引起重视。

消除肥胖，控制食量和运动是最佳方法。但近年来的研究也证明，仅靠控制食量和运动减肥效果并不满意。睡眠不足是导致肥胖的最大原因之一。

大多数人认为不睡觉可以延长活动时间，活动时间越长，消耗的能量就越多，减肥效果就越好，其实这是非常错误的。熬夜，最能够缩短与肥胖间的距离。

首先，熬夜便不能够获得高质量的睡眠，身体机能就会变得低下，感到头脑发懵、身体沉重。这样一来，就变得懒于锻炼身体，活动量就会自然减少，许多人都有这样的体验。如此，热量不能够充分消耗，多余的脂肪蓄积于体内。脂肪增加，身体就会越来越沉重，就会变得更不爱运动，进而形成恶性循环。

其次，如前所述，睡眠不足导致生长激素分泌减少，机体免疫力下降，抗病能力衰减。生长激素有分解脂肪的功能，在睡眠时分泌，燃烧体内的脂肪。生长激素分泌活跃的年轻人，无论怎么吃都不会发胖，而随着年龄的增长，即使不暴饮暴食，也容易脂肪堆积。中老年以后，从生理上看，本来生长激素的分泌量就会减少，脂肪容易蓄积，若在此基础上连续熬夜，使得原本分泌量就少的生长激素的分泌受到抑制，脂肪不能够正常地分解代谢，就使得人体更加肥胖。

更为可怕的是，睡眠不足会导致一种叫"脑肠肽"的压力激素分泌量增加。这种激素可以增加空腹感，使人变得喜欢吃高脂肪类的食物。有研究报道，一旦限制每天睡眠时间在 4 小时以内，仅仅 2 天之后，脑肠肽激素的分泌量就会增加 28%。不仅如此，如果每天限制睡眠在 4 小时以内，除脑肠肽的分泌增加而使空腹感增强以外，另一种抑制食欲、促进代谢功能的瘦素激素的分泌量也会减少 18%。许多人因为熬夜、彻夜不眠就变得喜欢吃拉面类的高脂食品。这都是因为脑肠肽分泌量的增加和瘦素分泌量的减少所致。

上述道理您明白了吗？总之，熬夜和睡眠不足通过①减少活动量，②减少生长激素的分泌量，③增加脑肠肽的分泌量，④减少瘦素的分泌量四种途径，使通往肥胖的距离迅速缩短。

与"不睡觉以消耗能量"的个人的意愿正相反，其结果导致体内的脂肪不断堆积。

另外，随着体内脂肪的堆积，糖尿病、高脂血症、动脉硬化等疾病就更容易发生了。

睡眠不足导致卧床不起

所谓脑血管疾病是指由于脑血管的堵塞或破裂，导致该血管所供应的脑细胞的营养供给中断，进而引起脑细胞坏死的一种疾病（脑梗死、脑出血、脑卒中等）。一旦发生脑血管疾病，脑细胞坏死部分所相应支配的肢体活动能力就会丧失。身体偏侧瘫痪，不能活动，也不能够说话。

据平成二十年（2008）的统计结果，日本脑血管病患者约 134 万人，死亡率达 11.1%。由此数据可知，脑血管病发病后，死亡的患者仅占一小部分，更多的人遗留下偏瘫、语言障碍等症状，生活不能自理，甚至长年卧床不起。

在老龄社会，最为重要的是充分了解脑血管病的"危险因素"并加以预防，正确规范地治疗脑血管疾病。

质量差的睡眠是脑血管病的危险因素之一。

首先，直接原因是睡眠不足导致机体压力增加，使血管的负荷增加。例如，由于阪神大地震带来的精神创伤和刺激，阪神地区动脉粥样硬化的发生率增加以至于猝死的发生率明显增加。睡眠不足给机体造成了超乎想象的负荷，使得血管变硬。如前所述，持续质量差的睡眠，褪黑素和生长激素的分泌均不能够满足生理需求，致使身体的解毒功能减弱。一旦机体不能够正常发挥解毒功能，活性氧就不能被清理，代谢不良，血液就会变得黏稠。血液黏稠就容易阻塞血管，使得脑血管疾病的发病率升高，这是非常容易理解的。

其次，睡眠不足罹患高血压，从而间接地影响到脑血管病的发生。为了预防脑血管疾病的发生，在能够控制的各种危险因素之中，对脑血管病影响最大、效果最显著的当属高血压。为什么呢？在脑血管病的发病中，高血压所占比率最高。

由于质量差的睡眠导致交感神经过度兴奋，这不仅可以导致血压升高，而且可以使血管收缩，进而增高脑血管疾病的危险性。

在脑血管疾病的危险因素中，还有糖尿病、肥胖、高脂血症、吸烟等。除吸烟以外，睡眠不足是影响最广泛的一种致病因素，前面已进行充分说明。

轻视睡眠、持续不规律地生活和熬夜，是对自己身体的一种伤害。一旦患了生活习惯病，不仅治疗需要一定的时间，也会长年影响我们健康幸福的生活。为了预防疾病的发生，重要的是平时保持充足的睡眠。这并不需要多大的努力和金钱。

睡眠不足会增加机体的负担，并成为罹患多种疾病的病因，故需要有意识地、用心地维护好自己优质的睡眠。

睡眠不足与三大死因的危险关系

长期睡眠不足、过多睡眠、熬夜等，会使身体状况逐渐恶化。

实际上有许多人，由于某种原因反复到各医院就诊，不停地吃药，但症状始终不见好转，终年受疾病折磨，最后到我这里来就医。在他们当中，有些人并发有数种疾病，服用过很多的药物，但身体状况未能得到丝毫改善。我认为，他们在来我这里就诊之前，若是稍微知道些正确睡眠的知识，就不会痛苦煎熬那么长的时间，真是太遗憾了。

如同我的患者们那样，在睡眠障碍的人中，约有30%的人罹患有生活习惯病。这个数字，从所举例子来看还算是少的。即使是健康人，也经常会有睡眠障碍，如此计算的话，在有睡眠障碍的人群中，有生活习惯病的约占30%，这也绝对不是一个小数目。

日本人的三大死因全部都是生活习惯病。癌症、心脏病、脑血管疾病，合计约占全部死亡原因的 57%。

　　睡眠不足、熬夜、失眠、睡眠过多等质量差的睡眠，谁都有可能发生。但如果这种状态持续并成为习惯，就会引发各种各样的生活习惯病。若能够理解上述道理，懂得如何去获取正确的睡眠，如此便可预防疾病和改善疾病症状。

流感疫苗的有效和无效

　　实际上，睡眠与罹患感染性疾病有密切的关系。

　　如前所述，质量差的睡眠，可以导致免疫力低下。如此，对于病毒、细菌等有害物质的抵抗力减弱，变得容易感染，这是不难想象的。

　　以前，新型流感发生时，人们依次排队等待接种疫苗。你们大概也接种过或这种或那种的疫苗吧。

　　为了防止感染而特意接种的疫苗，可能由于睡眠不足，达不到预期的效果。某研究设立两组人群，即保证 7 小时睡眠组和限制睡眠组，均接种流感疫苗，在一个月后分别观察他们抗体的产生。结果，与保证 7 小时充足睡眠组相比，限制睡眠组抗体产生的量明显减少。睡眠不足，机体中产生的抗体量减少，一旦遭遇流感，抗体不发挥作用，发病率极高。

　　另外，听说在我女秘书的小孩上学的那所学校，发生了新型流感，被感染的几乎都是晚上一两点以后才睡眠的孩子。

养成了熬夜的习惯后，生长激素分泌低下，免疫力也受到抑制，抵抗力减弱。正因为如此，那位秘书的孩子总是在一两点钟前睡眠，所以没有感染流感。这也是由于这位秘书在我身边工作，耳濡目染地接受了正常睡眠的观点并以此行事方有的结果。

如果没有高质量的睡眠，身体机能衰减，不仅自身体内会产生疾病，对于外界病原体致病的抵抗力也会减弱。

为了预防流感而接种的疫苗不起作用，即使特意接种了疫苗，也不能防范流感的发生。

持续质量差的睡眠，使得自身处于免疫力低下的状态，最终导致不能够抵御疾病的发生。

由于不规律的睡眠而
患上抑郁症

各种各样的原因都可能妨碍睡眠，在睡眠过程中反复多次的觉醒，使得交感神经过度兴奋，可以导致血压升高，这在前面已有论述。

在副交感神经占优势的睡眠时间，交感神经兴奋，导致自律神经的平衡被打破。自律神经平衡紊乱，不仅会出现心悸、眩晕、疲劳感等躯体症状，还可出现情绪不安、急躁易怒等精神症状。

很多人都不知道这是由于睡眠不佳所致，而去心内科、神经内科就诊，或接受心理咨询、服用药物治疗。即使很努力地治疗，经历很长时间也看不到身体状态改善，进而从单纯的不安、易怒发展成为抑郁症。

另外，多数情况下，长时间睡不着，就会变得焦虑，抑郁病症也会逐渐恶化。

质量差的睡眠，可导致抑郁症的发生，这个道理用体内物质代谢的生理病理知识做一说明，有助于理解。诱导机体进入良好睡眠状态的激素称为褪黑素。实际上，褪黑素是5-羟色胺在脑内的一种物质，在夜间光线变暗以后变化而来的。

5-羟色胺具有消除心慌、紧张、调节自律神经平衡的功能，在睡眠中几乎不分泌，觉醒以后才分泌，有清醒头脑、充沛精力的作用。如果5-羟色胺白天不能够充分地分泌，夜间褪黑素的量也就减少，变得不能够很好地睡眠，并可陷入恶性循环。为了更好地刺激5-羟色胺的分泌，白天应充分沐浴阳光，郊游等的室外运动非常重要。睡眠紊乱会增加疲劳感，使得白天活动量减少，5-羟色胺的分泌受到抑制。5-羟色胺的分泌量减少，导致精神紧张，容易被消极的情绪所支配，从而发生抑郁症。

总之，5-羟色胺量减少，导致褪黑素分泌量随之减少，使机体离良好的睡眠越来越远，陷入消极负面的恶性循环。

到我这里来咨询的患者们，最初多因为人际关系而烦恼，逐渐开始出现睡眠障碍，并导致焦虑情绪的产生，最终变得日常生活节律紊乱。这样一来，5-羟色胺就不能够充分地分泌，导致褪黑素分泌量减少，变得越来越不能够正常睡眠。睡眠产生障碍，身体状况变差，5-羟色胺的量进一步减少，就越发不能积极思考问题和生活。为了避免上述情况的发生，就必须从某个环节切断其恶性循环。

总之，为了摆脱抑郁状态，要有意识地白天多活动，促进5-羟色胺的分泌，并保证夜间高质量的睡眠。

最近有研究报道，5-羟色胺的作用持续低下，大脑的机能也会受到抑制，并且不能够逆转、再恢复到发病以前的状态。

对于有巨大压力的现代人来说，任何人都不可避免地会受到与抑郁症相关的精神上的创伤。如此，睡眠不仅仅对于身体，对于精神、心理也将会产生巨大的影响。

都5岁了，
还不会描述三角形的孩子们

我想，能看到这本书的很多人，都是关注自身健康的，并且也是希望能够培养出健康子孙后代的。

对于成年人来说，睡眠可以促进机体细胞的再生，激活其功能，提高免疫力和抵抗力，使心神安宁，即对于身心健康来说，睡眠是不可缺少的。

对孩子来说，不仅是身体和心理健康的问题，睡眠对于大脑发育也是非常必要的。在20岁之前，大脑一直处于成长发育之中，为此，睡眠是不可缺少的。

介绍一项具有震撼性的研究结果。在日本国内进行的调查，被判定为睡眠质量差的5岁儿童，其中约半数，即44%的孩子，不能够描述三角形。若是对于复杂的图形不能描述还算勉强说得过去，可这是极其简单的三角形，连这个都不能够描述清楚就说不过去了。儿童到了4岁之后，就具备了描述斜线的能力。到了5岁，应该掌握了描述线与线连接形成"框"的能力，描述三角形应是没有问题的。

但是，不能够获取高质量的睡眠，大脑的发育将受到极大的影响，与同年龄段的普通孩子相比，这种孩子不能够准确地描述三角形。3～5岁的孩子，每天应有11个小时的睡眠时间。孩子们在睡眠中，大脑得以发育，所以，他们应该比成年人睡得更早且睡眠时间更长。到晚上一两点钟，仍跟随着父母不睡觉，早上睡懒觉不起床，又致使夜间不困，如此质量差的睡眠，大脑的发育将受到极大的影响。

这种质量差的睡眠将会持续，直至其长大成人。总之，左右孩子人生的重要因素之一是睡眠。自古就有"睡眠好的孩子发育好"之说，这不仅指睡眠时间，更重要的还有睡眠质量。

星期一猝死多发的原因

没有任何先兆，非常健壮、生命力旺盛的年轻人突然死亡——这对于死者和死者的家属来说，都是一件非常悲哀的事情。很多人都希望能够知道、掌握一些防范措施，从而避免此类恶性事件的发生。

猝死，星期一最为多发，您知道吗？

从一般角度考虑，应该是疲劳、紧张积压最严重的星期六、星期天最容易发生猝死。但是，为什么星期一猝死最为多见呢？什么情况得以改善就能够预防猝死事件的发生了吗？

实际上，猝死也和睡眠有着密切的关系。

几乎所有的人都在周末晚睡，看电影、电视、书刊什么的，认为这是一个做平时不能做的事情的大好时机。即使是在周末必须上班的人们，也会被与平素不一样的周末电视节目和周围气氛所影响，不知不觉地产生一种被解放了的感觉，会比平时睡得更晚。另外，除了熬夜以外，还有一部分普通而忙碌的人们，为了缓解疲劳和压力，会在周六、周日睡懒觉。其结果，有很大一部分人在周末较平时更晚睡觉。

大家都知道从明天开始就要上一周的班了，所以在周日的晚上早睡，但是怎么也睡不着。

当然，这也是自然的事情。由于周末充分地休息，解除了疲劳，自然就睡不着了。周末早上一直睡到很晚，当日晚上又早睡，睡不着也不足以为奇。因为人们入睡的时间不能够通过自己的意识控制，而是由当天的起床时间所决定的。

人们起床大约15小时以后就会变得想睡眠了。平时如果早上7点起床，晚上10点左右就可以睡眠，如果早上8点起床，晚上11点就会感到困倦，这是自然节律。

那么，周末早上10点起床的话，应该几点睡眠呢？答案是深夜1点。这并不是疲劳消除了，而是因为起床时间太晚，因此睡眠时间也相应地变晚的缘故。

晚起，不仅打破了生活节律，周日晚上不能正常睡觉，还会影响到星期一的身体状况。

而且，在周末晚睡，睡眠质量也会不佳。生长激素、褪黑素等激素也不能够充分地分泌，不仅不能恢复身体的机能，而且免疫力也下降，违背自己要放松、解压的初衷，身体反而更加疲劳。

如果每周都持续这种状态，疲劳就会不断地蓄积。疲劳持续得不到缓解，就会以更加睡眠不足的状态迎接下一个星期一，这将会给身体增加怎样的负担，我想您应该明白了吧。

从对某一个出租汽车公司的调查可知，事故发生率最高的不是星期五，也不是星期六，而是星期一。

大家为了消除一周的疲劳，使心身放松而做出的行为，结果使得自己更加疲劳，这一点希望引起您的注意。

周末睡到很晚才起床，破坏了身体的节律，从而导致如同周一猝死多发那样，严重地增加了身体的负荷。如此，还不如周末也和平时一样的时间起床，和平时同样的时间睡眠，消解疲劳，不要将疲劳带到下一周。

过度睡眠，
会使死亡率增加 40%

那么，到底多长时间的睡眠才能够维护健康呢？怎样做才能获得高质量的睡眠呢？

睡眠不足有损身体健康自不用说；睡眠过多，对身体也是有害的。有一项关于睡眠时间与死亡率之间关系的调查研究。通过这项研究可知，每天平均睡眠时间为 7 小时时，无论男女，死亡率均最低。死亡率低，也就意味着平均为 7 小时睡眠的人最为长寿。一旦缩短睡眠时间，机体免疫力低下，身体在正常状态下所必需的各种激素的分泌将受到抑制，这将成为导致疾病发生的原因，这一点我想您能够理解了吧。

相反，睡眠时间长也可以导致死亡率升高，这是为什么呢？

请看另一项调查，如果平均睡眠时间为 8 小时，也就仅增加了 1 小时的睡眠时间，死亡率升高了 15%；而每天睡眠达

9 小时的人，无论男女，死亡率增加了约 20%；而平均每天睡眠达 9.5 小时的人比平均每天 7 小时睡眠时间的人死亡率升高了 30% ~ 40%。上述结论表明，需要长时间睡眠的人，他们可能并没有获得高质量的睡眠。

如前所述，人类入睡时间若是在深夜 3 点以后，生长激素就很难分泌，睡眠状态以浅睡眠和雷姆睡眠为主。天亮以后，由于受到光线和周围噪音的影响，就很难获得那种物理深度的睡眠了。

一般认为，有午后睡眠习惯或有白天长时间睡眠习惯的人，夜间的睡眠就会变浅，就不能够获得高质量的睡眠。所以，为了弥补浅睡眠导致的睡眠不充分，就必须延长睡眠时间。并不是睡眠时间越长就对身体越好。睡眠的质量非常重要。

节假日时晚起，就会白天头脑不清醒、身体倦怠，感到更加有倦意，我想许多人都会有这样的体验吧。

为了使白天精力充沛，适当时间和适当长度的睡眠非常重要。只有做好上述两方面，才能获得优质的睡眠。

睡眠不足是一种疾病

许多人都会认为睡眠质量差、睡眠不足，大不了就是犯困而已，和疾病并没有什么关系。在此，我想做一下详细的阐述，睡眠不足就是疾病。

例如，如果出现咽喉疼痛、身体瘙痒，大部分人都会采取漱漱口、涂一些止痒药等处理措施。但是，睡眠不足时就不那么简单。忙忙碌碌，生活方式怎么样也调整不好，几乎所有的人并不认为原来这就是疾病。我想，读了这本书以后，您可能就会改变上述想法了。

常说"感冒是百病之源"，一旦陷入容易罹患感冒那样的身体状态，患其他疾病的可能性也会增高，所以，要改变生活方式，用心预防疾病的发生。与上述道理一样，也需要充分领会睡眠不足的意义。

质量差的睡眠是"万病之源"。特别是睡眠不足，将会给心身带来不良的影响。一旦睡眠不足，疲劳堆积起来，到达"睡眠负债"阶段，那么，何时罹患何种疾病都不足为奇了。

在后面还会详细说明，长时间睡眠不足将进入疲劳堆积起来的"睡眠负债"状态。如果变成了"睡眠负债"的状态，仅仅在周末或有时间的时候延长睡眠时间，如同杯水车薪。如果用借钱作比喻，那只不过是仅仅返还了利息而已。只是多少睡一下，那是不能够缓解心身的压力负荷的。

所以，从现在开始，掌握正确的睡眠知识，不要让睡眠"负债"。

睡眠，不仅有利于心身健康，也是对于人生的投资活动。为了让我们的人生更加丰富多彩，一定不要缺欠优质的睡眠。消除睡眠不足的"负债"，进行我们人生的储蓄吧。

第**2**章

睡眠——简单而强大的健康方法

健康睡眠所必需的三个环节

所谓优质的睡眠，指在适当的时间睡眠并获得适当长度的睡眠。为此，存在多个窍门，但是，首先要讲一下我们是如何产生睡意的。

在我们身体中，有各种各样的组织结构，用于维护健康。其中，睡眠也是保护大脑和身体健康每天不可缺少的程序。为了确保身体健康，正常睡眠是不可缺少的，机体必须具备产生睡眠的三个环节。

首先是因为疲劳而睡眠的环节。人们在清醒状态时，要使用大脑和活动身体。大脑和身体的活动，经过一定的使用时间后，"疲劳物质"就会蓄积，逐渐形成诱导睡眠的机制。过度疲劳会给大脑和机体造成损害，而睡眠具有使其恢复的机能。

其次是到了晚上应该睡眠的环节。太阳升起来之后要劳动，日落之后要睡眠，这是自古以来在人们身体中铭刻下来的一种节律。这种节律与光线有着密切的联系。早晨起来，充分沐浴阳光，在晚间促进睡眠的激素——褪黑素大量分泌，这是导致睡眠的另一个系统。所以，为了保证更好的睡眠，最为重要的是白天得到充足的阳光照射，进入夜间之后，不再接受强光的照射。

最后是体温下降导致睡眠的环节。我们的身体要进入睡眠状态时，机体的代谢就会降低，为了休息大脑和身体，体温也会随之下降。在此所说的温度，不是体表温度，而是在直肠内所测得的深部体温。体温下降就会产生睡意，利用代谢所使用的能量来修复机体。

明白了上述三个诱导睡眠的环节，就应该能够获得优质的睡眠。原来无论如何都难以入睡的人，变得容易入睡了；必须夜间工作的人，变得可以克服晚上的睡意了；原本早晨起床非常困难的人，变得很容易就起床了；白天总是犯困、在工作中睡眼蒙眬的人，变得神清气爽了。

作为良好睡眠的窍门，最重要的就是充分利用我们机体所具备的睡眠三环节。

任何人都可以做到的、获得优质睡眠的方法

在我们身体内原本就具备获得良好睡眠的机制，也即因为疲劳而睡眠、到了晚上，应该睡眠和体温下降导致睡眠。只要这三个调节系统正常运行，次日早晨就能够神清气爽地起床，白天不感到困倦，夜间自然入睡，并获得高质量

的睡眠。这样一来，不仅可以当日有高质量的睡眠，而且第二天也能够获得良好的睡眠，我们把这称为睡眠的良性循环。

但是，睡眠障碍的人，上述三个睡眠环节不能够正常发挥作用。各种各样的生活习惯使之陷入了睡眠的恶性循环。

总之，睡眠质量差，就不能够精神焕发，造成白天困倦，而为了解除困意，又在白天睡眠。这样一来，在本来应该睡眠的时间睡不着，夜间熬夜、不睡。由于上述状态，导致睡眠质量变差，第二天头昏脑涨、起床困难。

就这样不知不觉地加重了身体的负荷，如同第一章所说的那样，就会罹患肿瘤、高血压、糖尿病等疾病。

那么，怎样才能从睡眠的恶性循环中摆脱出来，进入睡眠的良性循环之中呢？怎样才能获得健康而优质的睡眠呢？

首先，要强调的是在晚间 12 点之前入睡。机体的解毒功能、消除疲劳、修复机能等，都是从晚上 10 点左右开始的。因此，在这个时间段，无论如何也应该努力适应睡眠时间，以协助机体完成身体原本的健康修复活动。

其次，希望您重视的是，早起之后，一定要沐浴外界的阳光。几乎所有的人都并没有意识到这一点，所以在此要特别强调一下。人体在早晨沐浴阳光之后，经历约 15 小时，又会变得要进入睡眠状态了。另外，晨起沐浴阳光之后，机体分泌 5-羟色胺，到了晚上，5-羟色胺转变成褪黑素，褪黑素能够诱导人进入良好的睡眠状态。沐浴阳光有利于形成良好睡眠的节律，确保高质量的睡眠。所以，起床之后，请一定打开窗户在室内接受阳光照射，或去户外沐浴阳光。

再次，希望您注意的是，务必在一定的时间起床，千万不要破坏起床的节律。对于忙碌的现代人来说，在一定的时间入睡，是一件非常难的事情。即便如此，也不要因为在周末补觉而起得很晚，仍需要在与平时相同的时间起床。这样才能够减少身体的压力。

以上对保护健康的睡眠作了简略的说明。只要严守睡眠的三个环节，就可以保证在适宜时间睡眠和确保适当长度的睡眠，维护好我们的生活节奏。

我们将在后面对获取优质睡眠的窍门做更加详细的说明。

晚上 12 点之前睡眠，可以预防疾病

自古以来，人类一直保持着这样一种生活节律，即日出而作，日落而息。我们的生活节奏是经历数百万年人类历史发展所形成的。一百多年前，人类文明发达后，发明了电灯，夜间也变得明亮了。人类的身体尚未适应这种极速的变化。昼夜倒置的生活、夜间两三点仍不睡眠的生活，突然间就破坏了身体原本的节奏，导致疾病的发生。可以说发生这些变化也是意

料之中的。

健康的基础建立在优质的睡眠之上。所谓高质量的睡眠，应与身体的节奏相吻合，在发挥我们身体原有机能的时间范围内，获得适当长度的睡眠。那么，第一步就是要在晚上12点之前上床睡觉。

在我们身体内，原本就具备维持内环境稳定的精巧的机能，简单地说就是维护身体内环境保持舒适和安定状态的机能，如维持体温、血压稳定，清除病原菌等异物，修复伤病等。

高质量的睡眠，也就是要在晚上12点以前入睡，这样才可以维护机体良好的状态，活跃机体各种机能，使身体保持健康。

下面以生长激素为例做一说明。这种对于身体健康具有非常重要作用的生长激素，具有激活机体的代谢机能、强化免疫功能等作用，在睡眠期间，特别是在入睡之后进入深度睡眠时，生长激素才会分泌，在凌晨3点以后就不再分泌了，所以，如果不在12点以前睡眠，机体就不分泌生长激素。

另外，夜间很晚还不入睡，被灯光所照射着，机体也不产生褪黑素，这样一来，不仅变得入睡困难，机体抗肿瘤、抗氧化和解毒作用也将被削弱。

晚上超过12点仍然不睡觉，在荧光灯下面看电视、操作电脑等，这样的生活也会给原本健康的身体带来不良的影响。修复机体、提高免疫功能以及恢复大脑和身体的疲劳等作用，主要是在睡眠期间完成的。为确保上述诸机能正常运行、并且最大限度地发挥其作用，就应在夜间 12 点以前睡眠，请您务必注意。

所有身体状态不佳的根源，都是由于不规律的睡眠、进入深夜后仍不睡眠的不良习惯造成的，轻视机体原本所具有的功能，最终导致疾病的发生，在此不多说您也都能够理解。

我们的一生，大约有 1/3 的时间是在睡眠中度过的。人总是会想能活到什么时候，可无论如何，我们都应保证那 1/3 的充足睡眠时间，这样才能够使大脑和机体的诸种机能在剩余的 2/3 觉醒时间里保持更良好的状态，进而，才能够把健康、充实的人生掌握在自己的手中。

总之，需要我们牢记心间的是晚间不能够晚睡、熬夜，应该在 12 点之前入睡。

找出最佳睡眠时间的方法

优质的睡眠指的是在最适当的时间入睡和获得适当长度的睡眠。所谓最适当的入睡时间，是在 12 点以前入睡，这在前面已做了说明。

那么，适当长度的睡眠是睡多长时间呢？

实际上这是因人而异的。一定要说出一个确定的时间很难，确实每个人都是不同的。从研究统计结果看，死亡率最低的睡眠时间是 7 个小时，那我们认为平均睡眠时间以 7

小时为最佳。

但是，约有 10% 的人由于身体的要求，需要较长时间的睡眠，我们称这类人为长时间睡眠者；同样约有 10% 的人，较短的睡眠时间就能够满足生理需求，我们又称这类人为短时间睡眠者。

具体来说，诺贝尔奖获得者爱因斯坦和小柴昌俊教授①，每天睡眠 10 小时以上，为长时间睡眠者；每天不足 4 小时的睡眠者有拿破仑、爱迪生等，他们是短时间睡眠者。

最近，有些人想通过训练，变成短时间睡眠者，且推荐短时间睡眠并进行该项训练的书籍也出版了。但是，我反对那种并不是短时间睡眠体质的人，强行缩短自己的睡眠时间。除了那 10% 可以短时间睡眠的人以外，普通人每天需要至少 6 个小时的睡眠，否则不能够维持机体正常的生理功能。

那么，怎么才能知道自己最合适的睡眠时间是多少呢？

利用 5 天的时间，自由充足地睡眠。在 5 天之内，每天都睡到自然醒，这样就可以消除睡眠不足。当然，如果有睡眠负债蓄积的情况，仅仅 5 天充足的睡眠是不能够完全恢复健康身体的。彻底消除睡眠不足、弄清楚适合自己体质的睡眠时间的方法，就是连续 5 天睡到自然醒。经过 5 天，睡眠不足在一定程度上得以消解，睡到自然醒的时间，就是您最为合适的睡眠时间的长度。几乎所有的人都是 6 ~ 8 个小时。

---

① 日本著名天体物理学家，2002 年诺贝尔物理学奖得主。

　　如果明白了自己每天必要的睡眠时间，就不会被周围那些"每天睡眠5小时还感到疲劳，那是身体的问题"、"因为没有睡到8小时，就睡眠不足"等舆论所干扰，而是能够自觉调整好自己的生活，控制好自己的身体状态。

　　如果您感到自己有较少的睡眠时间就满足了，或者是在5天之中即使尽情地睡，也必需更长时间的睡眠时间，那这都是与生俱来的体质。不必要强行缩短或延长睡眠时间，务必要确保适合自己身体需求的睡眠时间。

　　大多数现代人睡眠不足。那么，摆脱一次睡眠不足的状态试试看怎样。

　　平时这样试一下，可能很难，但可以在暑假、黄金周等时间尝试一下。晚上不看电视、不饮酒，困了就睡，睡到自然醒，连续5天，这样坚持下去。

不能神清气爽地起床的
两个理由

　　早晨自然醒来很困难，起床也很艰难，为此而烦恼的人一定有吧？发生这种情况有两个理由。

　　其一，是觉醒的时间发生在慢波睡眠时间段，正处于深度睡眠的状态。若是这种情况，可以将觉醒的时间调整至快波睡眠结束的时候，该问题就可以解决。

很多人都知道，人类的睡眠分为慢波睡眠和快波睡眠两个阶段。粗略地分，慢波睡眠是大脑进行休息、修整身体的睡眠；快波睡眠是整理和确定记忆、做梦的睡眠状态。虽然有个体差异，平均起来看，在进入睡眠之后 7 小时左右，第 4 次快波睡眠结束。如果这时候恰好是该起床的时间，那就能够神清气爽地起床了。在无论如何也不能保证应有的睡眠时间的情况下，请将起床时间调整到前一个快波睡眠结束的时候。在入睡约 2 个小时后，则进入最初的快波睡眠，在这之后，约每 90 分钟为一个周期，反复进入快波睡眠，在 5 小时后，第 3 次快波睡眠结束。如果能够调整到在这个时间段起床，由于不是在慢波睡眠阶段强行起床，即使是睡眠时间略微不足，也应该能够相对比较轻松地起来。

早晨不能够神清气爽地起床的另外一个原因，是由于诱导睡眠的激素——褪黑素的关系。

褪黑素是在夜间没有光照的情况下由 5-羟色胺转变而来的。为此，在白天若没有 5-羟色胺充分地分泌，夜间褪黑素的量也将减少。5-羟色胺被活化是沐浴阳光的结果，所以，户外锻炼身体是非常重要的。但是，由于工作、看电视等活动，都被完全封闭在室内，5-羟色胺的分泌量就因此减少。5-羟色胺的量减少，导致褪黑素的量也随之减少，整个机体激素的分泌被削减。这种激素分泌的疲软状态导致不能香甜地睡眠，起床后也不能够神清气爽，让人总是感到周身疲惫、头昏脑涨、睡眼蒙眬，最终导致睡眠障碍。

总之，能够神清气爽地起床，5-羟色胺和褪黑素的快捷分泌是非常重要的，为此，白天一定要充分沐浴阳光。

早睡早起是不正确的

如果明天早晨必须早起的话，今天晚上您会做些什么呢？

我想，恐怕多数人都会比平时更早地睡觉吧。但是，按设想的时间睡眠，次日凌晨能够在规定的时间，神清气爽起床的人几乎没有。

为什么呢？我们的身体不能通过睡眠时间来决定起床时间，相反却存在着由起床时间来决定睡眠时间这种结构系统。人体从觉醒后沐浴阳光的时间开始，大约经过 15 个小时就进入了睡眠状态。实际上，重要的是沐浴阳光的时间决定着入睡的时间。

促进睡眠的激素——褪黑素，随着早晨的临近，其分泌量减少，在早晨沐浴阳光时接近消失，此时我们就觉醒了。褪黑素有在沐浴阳光照射后 15 个小时左右开始分泌的性质，所以，我们在起床 15 个小时之后又将进入睡眠状态。

另外，人体的节律原本设定是 25 个小时，但如果每天早晨沐浴阳光，其节律就变成了 24 个小时。如果不接受阳光的照射，我们的生活节律每天将向后移 1 小时，这是通过实验证明了的事实。所以，每天早晨沐浴阳光对于我们来说非常重要。

因此，若要早起，就要在早起的前一天早上，按预定的时间起床照射阳光，这样就可以设定晚上睡眠的时间。若这样做的话，当天晚上就能够早睡，在次日必须早起的那天，已保证了充足的睡眠，也就能够神清气爽地起床了。

起床的时间并不是由睡眠的时间所决定的，而是睡眠时间由起床的时间所决定的，这一点请务必记住。如果这样做了，那么，在第二天因参加高尔夫、出差、家务事等必须早起的时候，就应从前一天做准备，那当天就可以神清气爽地起床，并状态良好、精力充沛地完成预定的事情了。

但是，总是在 9 点才起床的人，若是要 4 点就起床，遇到这种极端情况时，即使是前一天早起，仅用一天的时间，很有可能是调整不过来的。即便这样，如果在前一天早起，并在晚上早点上床，没有任何压力地早睡，也比头脑昏沉着要好，早起也会爽快些。

请不要使用遮光窗帘

我们已经知道了接受阳光的照射是何等的重要，但是，每天早晨起床后为了沐浴阳光而特意外出，确实是件很难的事情。那么，如何才好呢？

　　在这里，我要告诉您的是，请不要使用遮光窗帘。为了防止外面人看见室内情况，同时也为了保持室内的暗度，很多人都会使用遮光窗帘。在进行讲演的时候，询问参加会议的人便可知，约有1/3的人使用遮光窗帘。但是，从睡眠和健康的角度考虑，还是不要使用遮光窗帘比较好。

　　为什么呢？您可能认为晚上甜蜜的睡眠是早晨轻松醒来的基础，实际上正相反。早晨准时醒来、沐浴阳光，才使得夜间能拥有优质的睡眠。使用遮光窗帘后，从外界照进来的晨光完全被遮挡住，不利于早晨觉醒。在原本没有窗帘的房间里，天亮的同时，室内也逐渐地沐浴到了阳光，这与自然而顺畅地醒来是分不开的。但是，当外界的光线完全被遮挡以后，本可成为良好醒觉条件之一的光线，在拉开窗帘之前是完全感受不到的，觉醒、起床的准备就被延迟了。

　　于是，早晨醒来的感觉不好、不能充分沐浴阳光，导致夜间睡眠质量低下，好不容易能够得到优质睡眠了，却又因为遮光窗帘使室内变暗，而没有得到预期的效果。

　　邻居之间的窗户相隔很近，常可能有从外面窥视的情况发生，窗帘全部打开则睡不着，特别是女性，从防范的角度出发，希望窗帘紧闭，这种心理是可以理解的。如果是这样的话，可以在睡眠的时候，留出10cm的空隙。即将窗帘拉开10cm，使外界的光线可以照射进来。

　　实际上，有很多各种各样睡眠障碍的人来到我这里咨询，对于绝大部分患者，我最初的建议是把窗帘拉开10cm再睡眠。在解决睡眠问题方面，因为早晨沐浴阳光非常重要，所以我首先对所有的人都强调这一点。

另外，我还推荐网眼花边的窗帘，这是一种可以透过光线的材料。在讲演的时候我征询了一下意见，使用这种窗帘的70%以上的人都反映"起床时感觉良好"。

夜间睡眠时，从外面照射进来的光线到不了影响睡眠的强度，所以没有必要使用遮光窗帘。积极地去沐浴早晨的阳光，对睡眠是极有好处的。

晚餐会给身体造成负担

为了获取优质的睡眠、早晨能够神清气爽地起床，与沐浴阳光相同，吃饭也非常重要。

早餐对于身体来说，意味着早晨的到来、大脑的觉醒，并将开始一天的活动了。早晨起床之后，首先沐浴阳光，使身体苏醒；其次，进早餐，从而激活身体的各器官。早晨没有食欲的人，一定不要养成在晚上很晚才进晚餐的习惯。

身体在睡眠的时候进行代谢、解毒。但是，如果在睡前胃中仍有食物残留的话，机体就要利用能量来进行消化活动，身体自身的保养就不能充分进行。在进行身体修整的时间段，胃肠功能活动会增加机体的负荷，从而影响睡眠的质量。其结果，是将疲劳带到第二天，机体不能够充分地代谢和解毒，导致自早晨开始就感到疲劳、没有食欲。所以，晚餐尽可能在睡前的 3 小时之前结束。若有可能的话，晚餐要比早餐和午餐吃得更清淡一些，这样有利于睡眠。

人体每隔 12 小时，睡意就来临了。深夜 2～4 点，睡意非常浓，在下午 2～4 点也会有轻度的睡意。这与"体温下降就要睡眠"的节律有着密切的关系。随着体温的下降，人体活动就会受到抑制，准备休息并进入睡眠状态。所以，睡意浓厚的状态，也就是身体深部温度下降时的一种状态。若晚餐太晚或摄取量太大，为了完成消化活动，内脏的温度就会随之上升。按照睡眠的节律，在晚间体温是应该下降的，可由于消化功能，体温就会升高，随之睡眠质量也就下降了。

在第一章中已谈到了睡眠与糖尿病的关系，实际上，早餐充足、晚餐清淡，这样的饮食方式可以直接改善糖尿病的病情。有研究报道支持上述结果。

有项研究，调查了一组糖尿病患者，他们一天中摄取的总热量为 1500 大卡，早餐所占的热卡比例最多，结果，12 个月以后，代表糖尿病控制水平的糖化血红蛋白 A1c 的数值得以下降。从上述研究又可以知道，早餐对于我们人体的健康有多么的重要。

一日三餐之中以晚餐为主餐的人，在晚间消化酶的功能就活跃。因此，即使大脑休息，身体仍在活动，大脑和身体的平衡就被打破了。

如果定时进食早餐，早晨消化酶的活动就活跃；早晨没有食欲的人，首先要从减少晚餐的食量开始，逐渐养成规律进食早餐的习惯。这样一来，即使是早起，也不会没有食欲了。

少进晚餐符合机体本身的代谢需求，不进晚餐也不会给身体增加负荷，并且可使身体变得轻松。一旦身体轻松了，便可以得到良好的睡眠。

获得了优质的睡眠，自然早晨起床也就变得轻松了；减少晚餐的量，早晨就会有食欲。如此能够保持身体、睡眠良好的循环，也就距健康的生活又近了一步。

早餐吃火腿蛋类食品，
有助于睡眠

早餐与良好的睡眠有着密切的关系。那么，在早餐的食谱中，吃什么才好呢？

在此，我想推荐给您的是，若是西式早餐，吃火腿蛋；若是日式早餐，必须吃一些晒干的鱼类。

作为优质睡眠的必需营养素，最先要介绍给您的是被称为色氨酸的物质。由于色氨酸在体内不能够自我合成，所以必须通过饮食获得。实际上，经过日光照射，色氨酸可以转变为白天非常活跃的一种激素——5-羟色胺。5-羟色胺在夜间光线变暗的时候转变为褪黑素。如果色氨酸不能被机体充分摄取，5-羟色胺的合成原料不足，分泌量将会减少。白天 5-羟色胺的量减少，夜间褪黑素的量也随之减少。

这种色氨酸多包含于像火腿蛋、干海货等蛋白质含量丰富的食谱之中。富含色氨酸的食品有蛋类、火腿等的肉类，干海货，鱼，纳豆等。在烤面包加咖啡或寿司等的食谱中，色氨酸的含量极少，吃这些食品，并不会给睡眠带来什么益处。

苏格兰式早餐以摄取香肠、火腿、煎荷包蛋为主，北美早餐以摄取火腿、培根为主。从世界各地早餐食谱看，的确有着进食蛋白质的习惯，由此可知，在早晨中摄取色氨酸是有必要的。

另外，下述这项调查结果也可以说明在早餐中进食富含色氨酸的副食的重要性。这项调查研究是 2 岁儿童的早餐与睡眠的关系。摄取了充足色氨酸的孩子们，几乎不存在入睡差的问题。而另一方，在摄取色氨酸总量不足 3/4 及以下时，入睡差的孩子的数量成倍增加。

没有时间的人，吃汉堡包等快餐也没有关系。在汉堡包中夹有黄油、沙拉，同时饮用橘子汁，还可保证营养平衡。还有，在买饭团时，请务必选择含有鸡肉和马哈鱼等富含蛋白质的品种，在副食中，选择凉拌青菜等。

的确，色氨酸是保证良好睡眠不可缺少的营养素，除色氨酸之外，机体所必需的营养素还有很多。不仅仅是色氨酸需要注意，食谱要更加多样化为好。

在此我建议，在早餐食谱中至少要有 4 种以上的食物。若是西餐，黄油、火腿等就很好。在肉类中，再加上蛋类、面包、蔬菜就变成 4 种了。

为什么说要 4 种呢？如果注意搭配好 4 种类型的食品，不仅可以充足地摄取色氨酸，其他各种营养素也比较充分，达到自然营养合理搭配。火腿蛋是肉和蛋的一种组合，是获得色氨酸所推荐的最佳食谱。不仅如此，后面还将追加两种食品。

无论是自己做饭还是外出用餐，请记住"4 种类型"，这样就能够保证充分摄取到机体所必需的色氨酸和其他丰富的营养素。这样做，保证优质睡眠的褪黑素就可以充分地产生了。

午睡请限制在 15 分钟内

在汽车上或在工作中，稍微迷糊一会儿，感觉会很不错。就这样迷迷糊糊睡下去多好啊！我想大多数人都会有这样的体验。

实际上，比起甜美的深睡来，午睡时稍微迷糊一会儿对身体更好。如果陷入了深度睡眠，醒来后有一段时间，头脑会昏昏沉沉的。

　　这个理由，在我以下所讲的睡眠节律中将有说明。简单说一下睡眠的构成。人类在入睡之后，首先进入最初的深度慢波睡眠。过一段时间后，就转向做梦、容易觉醒的快波睡眠，渐渐地睡眠变浅。此后，慢波睡眠和快波睡眠反复相互交替，最后转入清晨的觉醒。

　　根据睡眠时间长度不同，平均一个晚上出现 4～5 次慢波睡眠和快波睡眠的交替之后，就到起床的时间了。每一周期大约 90 分钟，因人而异，最短 70 分钟，最长 130 分钟。

　　我们在刚入睡之后，经历约 15 分钟的迷迷糊糊阶段，然后进入深度熟睡的慢波睡眠之中。一旦进入深度睡眠，从开始最深度睡眠起，到下一次容易觉醒的浅睡眠为止，大约需要 2 小时。

　　所以，午睡，自睡眠开始 15 分钟左右，即在进入深度睡眠之前就结束，这样，醒来之后就会头脑清醒。

　　中午，经过活动后的大脑疲劳，经过 15 分钟的午睡，就能够得到充分的修整，保证下午直到晚上一直会精力充沛。但是，如果午睡时间过长，晚间就会不困，这样就破坏了睡眠的节律。

　　为了晚上得到优质的睡眠，请务必记住，午睡也一定不要打破睡眠的节律。在进入深度睡眠之前，15 分钟左右就停止，这是午睡的窍门。

　　对于午睡不能够很快就醒来的人来说，也有个 15 分钟醒来的窍门。这就是将床或沙发不要完全平放，即与地面保持一定的角度。只有这样，如同坐在汽车或椅子上迷迷糊糊那样，就容易醒来。

但是，在过度疲劳的情况下或者在假日里有充裕的午睡时间，就不用按照上述的原则行事了。想要悠闲自在午睡的时候，平躺进入深度睡眠之后，在最初的快波睡眠开始的时候起床，就不会感到头脑发昏，同时也能够消除疲劳。到达最初的快波睡眠的时间平均约为 2 小时。有这样长度的午睡，也没有什么问题。

但是，说到底，这是平均时间，每个人都有个体差异。借助手表，摸索并把握好自己最佳的午睡起床时间吧。

从睡魔中解救自己的 "抗重力肌肉"

如果要午睡，请限制在 15 分钟以内；另一方面，在不能够午睡而又需要午睡的时候，非常想睡，那怎么办呢？

这时，请利用"抗重力肌肉"吧。克服眼睑、颈部、后背、腿等部位的重力，向相反的方向活动的肌肉，称为抗重力肌肉。这些肌肉的运动，维持着身体的姿势。

仰脸、伸背刺激抗重力肌肉时，可以有助于大脑的觉醒。站立，活动身体全部的抗重力肌肉，这样就能够保持大脑的清醒。所以，在不能睡眠的时候，如果想睡，就站起来试试看。

　　以前，常把站在走廊里作为对上课睡觉孩子的惩罚。当然，一站立起来，就不能够睡眠了，这也是抗重力肌肉活动的结果。还有，长时间面对计算机，当困意袭来的时候，你会无意识地伸展一下后背，实际上，伸展后背也是在刺激抗重力肌肉、使头脑清醒的一种活动。当然，较长时间弯曲后背坐在椅子、沙发上或者干脆平躺着，那自然就变得想要睡眠了。

　　所谓刺激抗重力肌肉，也就是刺激可提高抗重力肌肉运动的 5-羟色胺的产生。也即增加脑内物质 5-羟色胺的作用，使人体保持一定的姿势、伸展身体、站立等，让白天精力充沛。

　　5-羟色胺量的增加，会起到什么样的作用，我想您都已经明白了。到了夜间，由于分泌褪黑素的增加，就可以获得良好的睡眠。白天精神抖擞地工作，晚上容易入睡。

使夜间工作变得轻松愉快的
唯一方法

　　白天的困意会困扰着人们，但因人而异，也有些人为深夜的睡意而苦恼。在发达的现代社会体系中，必须夜间工作的人也很多。另外，由于工作或各种各样的事情，必须熬夜的事也经常有。堆积在夜间的工作如山一样多。

对于必须深夜工作的人们来说，困扰着他们的问题是夜间的困意。在有非常重要的工作时，如果睡眼蒙胧的话，是要出事故或酿成大错的。

对于我们的身体来说，由于褪黑素的作用，在深夜 2 ~ 4 点，强烈的睡意会袭击我们。而且，这个时间段也是身体体温最低的时候，非常遗憾，要使袭击我们的强烈的睡意完全消失，那是不可能的。

在我们的体内，有到了夜间就睡眠、体温下降就睡眠的机制，这两种机制罗列在一起，再加上一个"疲劳后就睡眠"的机制，故而夜间睡意非常浓厚。即使机体不被褪黑素和体温所引起的睡意所控制，也因有"疲劳后就睡眠"的机制，从而被深夜浓浓的睡意所左右。

在夜间工作或熬夜的情况下，有一种将睡意和疲劳感降至最小限度的方法。这就是午睡 2 小时，在工作中小睡 15 分钟。

人们在觉醒、活动期间都要使用大脑。大脑的活动会使疲劳物质蓄积，当疲劳物质蓄积到一定程度的时候，疲劳后睡眠的程序开始活动，就变得想睡觉。

因此，在夜间工作和熬夜的当天，事前睡眠或午睡，清除疲劳物质，就可以将深夜的睡意控制在最小限度。

我们的身体是不能够储蓄睡眠的，即使这样，稍稍午睡一下，夜间的睡眠欲求也会消减，所以，在必须上夜班或熬夜时，当天一定要午睡，将大脑内的疲劳物质清除掉。如果要午睡，最好在下午 2～4 点。这个时间段，正是每隔 12 小时之后，困意如山一样席卷而来的时候，您就可以自然顺利地睡眠了。请在此时短暂地睡眠 2 个小时。在夜间工作中，利用休息时间，再短暂小睡 15 分钟。如果可能的话，在睡意最强烈的 2～4 点睡眠一下最好。在此，最为关键的问题是，在进入深度睡眠之前一定要醒来。这样是为了消除大脑疲劳，稍事休息，能够将睡意控制在最小限度。

另外，在倒班时，要进入夜班工作的人，我建议他们有个时间计划，即在连续数日都在同一时间进行交接班，然后转入休息。例如，周一早晨上班，周二中午上班，周三夜班，周四休息，这样的工作安排，会导致每天的时差迟钝模糊，以这种状态工作，会给身体增加巨大的负荷。另一种时间安排是，从周一到周五都是早晨交接班，周六日休息，下一次从周一到周五，自中午开始上班。这样，周六日休息以后，再下一次连续 5 天夜班。按照这种排班，每月的工作时间相同，但疲劳的感觉会减少一半。即使在必须轮流上班的情况下，稍微下点工夫安排一下，就能够减轻身体的负担。

近年来，在消防队、警察局、医院等关乎人命的工作岗位，甚至在核能发电站，对其工作时间都不做强行规定，提倡更为合理的安排工作日程。

我认为，我们应该掌握并活用一些睡眠的相关知识，这样就能够既不增加身体的负担，又能愉快地完成好我们的工作。

入睡好 ≠ 健康

　　钻进被窝数秒钟就睡着了，这种人多么健康啊！我们一定会羡慕吧。

　　但是，入睡好 ≠ 健康。实际上，入睡好 ＝ 睡眠不足的蓄积。这种状态，几乎都是得病前的亚健康状态。如果说睡眠不足 ＝ 疾病，那么，倒头马上就入睡，就已经患病了。

　　我们从开始睡眠到进入深度睡眠，迷迷糊糊的浅睡眠阶段大约需要 15 分钟。正如前面所说的那样，午睡 15 分钟就要结束，也是这个道理。一旦进入更加深度的睡眠状态，在这个时间段就很难醒来。

　　几乎没有迷迷糊糊的阶段，立即进入深度睡眠（入睡好），这已经超越了"睡眠不足"的界限，表明身体已经进入了极度疲劳的状态。入睡好是身体陷入危险状态的一个先兆。

　　让人在黑暗的房间内睡觉，到底几分钟能入睡呢？有这样一项调查研究。其结果证实，在 15 ～ 20 分钟入睡属于正常范围；在 5 分钟以内入睡且睡意很浓的，是病态或是疲劳蓄积状态。

　　但是，几乎所有到我这里来咨询的患者，都认为经历 15 ～ 20 分钟才入睡，这属于入睡不好、有问题。或许，广大的读者也是这么认为吧。这完全是错误的。钻进被窝之后 20 分钟左右还没有入睡是理所当然的，反而是机体并没有疲劳蓄积的一个好的标志。

我们在一晚上的睡眠中，平均要经历 4 ～ 5 次快波睡眠阶段，在做梦的快波睡眠时睡眠变浅，即使在夜间醒来，也并不是不可思议的事情。人们常常认为，一直到早晨仍深睡不醒，这是优质睡眠、健康的标志，实际上这是不正确的，我想请您记住。

到早晨仍熟睡不醒，未必就是健康。在睡眠之中，完全没有觉醒，可以说这也是疲劳蓄积的一种表现。由于身体疲劳，就有必要持续地睡眠。

肌肉发达的人睡眠好

在健康而精神焕发的生活中，拥有发达的肌肉是非常必要的。当然，肌肉发达是腰腿矫健所必需的，实际上，为了保证优质的睡眠，肌肉也是很重要的一部分。

大家都知道，肌肉发达的人，睡眠质量大多良好。有研究结果证实，氧消耗量大的动物睡眠好。因为肌肉的含量和氧消耗量是成正比的，肌肉发达，氧消耗量也增多。所以，肌肉发达的人睡眠也好。

像老鼠那样不知闲地来回窜、像蝙蝠那样来回飞的动物，比大象、老牛等不太活动的动物，其能量的消耗多，也就需要比较长时间的睡眠。人类也是如此，肌肉发达的人基础代谢率高，在醒来的时候，会消耗大量的热量。

肌肉发达的人，白天觉醒状态活动时间越长，就需要摄取越大量的热量，为了保存体能，所以他们需要更加良好的睡眠，这也是人的本能所致。

我想很多人都有感受，肌肉发达的人，在进行运动或肌力训练的日子里，睡眠特别好。这是由于运动和肌肉训练，不仅仅使肌肉得以活动，也充分活动了神经系统，因疲劳而睡眠的机能在起作用。

另外，如肌肉训练那样的无氧运动，也促进生长激素的分泌，所以也有助于获得优质的睡眠。

保持肌力与维护健康、获得良好的睡眠是密不可分的。所以，希望您无论到多大年龄，都要积极活动身体，参加运动。

睡前洗澡，影响入睡

在一天的活动结束后，洗个热水澡，温暖一下身体并放松，可以使身心得以休息。若是日本人就理所当然地要泡个澡，但是，您知道吗，无论什么形式的泡澡，都会妨碍睡眠。

为了在睡眠中使大脑和身体得以休息，在入睡前代谢就会减慢，身体深部的体温也会下降。为此，热度就会从手、足末端的毛细血管散失。但是，睡前洗澡会妨碍这一生理现象。

我们的机体为了睡眠，在晚上9点左右体温就慢慢下降。但是，如果恰恰在体温刚开始下降的时候去入浴，就会导致体温又升高。通过入浴所致的体温升高，大约需要1个小时才能够恢复，所以在入睡之前入浴，到1小时后体温恢复，就会导致入睡时间后移1小时。

但是，洗热水澡可以升高体温，之后机体又会使升高的体温恢复至原有状态，从而使血液循环加速，这样对身体实际上是有利的。在合适的时间入浴，先升高体温，而后体温再下降，之后入睡，若能够使体温恢复至原有状态的时间和入睡的时间保持一致，就能够自然流畅地睡眠了。

重要的是，一定不要在睡眠前入浴，即入浴后马上就睡眠。特别是喜欢洗40℃以上热水浴的人，最好在睡眠之前2小时入浴。这样，恰好体温下降的时间与入睡的时间一致，就会非常容易入睡了。

为了消除一天的疲劳而入浴的行为，是被世人赞誉的、对健康非常好的一种习惯。如果掌握好入浴的时间，会使入睡变得容易。

在体温下降后容易入睡，这是大家都知道的，请调整好您的入浴时间。

在睡不着的时候，做伸展运动

在晚上睡不着的时候，若过度地强化"睡不着"的意识，会导致神经高度紧张，反而更加难以入睡。此时，做放松神经效果最好的伸展运动，是一个不错的方法。

所谓伸展运动，是伸展连接肌肉和肌肉之间肌腱的一种运动。在快步行走或剧烈运动前，为了防止摔伤所进行的热身运动。其实，这种运动有放松效果，所以在睡不着的时候活动一下，有助于入睡。缓慢地抻拉肌肉和肌腱，可以放松身体的紧张，同时，副交感神经占据优势，精神也能够得以放松，可以促进入睡。

需要注意的是，伸展运动与其他运动有着本质的区别，若不知道这些而进行运动的话，相反会使体温升高，入睡更加困难。

伸展运动怎样做都没有关系，自己伸展四肢试一下，要自我感觉舒适，不要过度用力，缓慢地调整呼吸，约15秒钟伸展一次，在感觉良好的时候就停止。

在此，还需要提醒您注意的是，千万不要伸展到肌肉疼痛的程度。

伸展运动活动到感到身体温暖时，效果是最好的。在睡前2小时入浴，然后缓慢地做伸展运动，然后体温渐渐地下降，身体放松，入睡就容易了。

闲谈一下，由于伸展运动效果好，所以在运动比赛之前若非常专注地做伸展运动，就会削弱比赛的拼搏劲头。在家中做伸展运动，比起早晨来说，晚间做更为适合。

怕冷的人意想不到的
睡眠方法

多数女性都怕冷。许多女性都说钻入被窝后，手脚很难温暖，入睡也不好。

所谓怕冷，是指身体内的体温并不那么低，而距心脏较远的部位，如手、足等末端的血液循环差，使得手、足变得冰冷。

怕冷的人为什么入睡差呢？我们的身体为了睡眠，开始时借助血液循环散热，使体内的温度降下来。但是，如果末梢血液循环不好就会影响散热，以至于陷入难以入睡的状况。

反过来说，怕冷的人，在入睡前要温暖身体，促进血液循环，这样，就容易从手、足散热，使睡眠变得容易一些。

在此可以使用的是电热毯。钻入被窝后手脚难以温暖的人，通过电热毯从外部加温，促进血液循环。电热毯使用方法上也有窍门，那就是在睡眠之前温暖被窝，在睡的时候切断电热毯的电源。若一晚上都开着电热毯，身体过度温暖，体温就会升高，从而导致觉醒。

也有许多人使用被炉，在被炉里迷迷糊糊，感觉舒适，就势就睡着了。但是在被炉中最初暖暖和和，感觉舒适，但到后面就会燥热，容易醒来。这和在睡眠中始终使用电热毯是一样的道理。

如果没有电热毯的话，棉被干燥机也是可以的。在睡前温暖棉被非常重要，棉被温暖了，冰冷的手足也就暖和了，从手、足散热顺利，大脑和内脏的温度下降，会很快入睡的。

最近，备受年轻女性欢迎的是热水袋，若使用它，就更好了。为什么呢？因为热水袋中水的温度会自然下降，睡眠以后就不会太热了。

还要向您推荐使用热脚盆。在入睡前 1 小时左右用热水泡泡脚，温暖足部，扩张脚部的毛细血管，更有利于机体深部体温的散失。

综上所述，对于怕冷的人，可以使用电热毯或热水袋等取暖，然后再利用体温下降后就睡眠这一机制，也可以获得优质的睡眠。

在闷热的夏季也能够舒适
睡眠的夏季睡眠法

难以入睡、睡不好觉，这在日本的夏季是最受煎熬的。

在很多地域，夜间闷热、湿度大，难以入睡的日子可持续很长时间。若是开着空调睡觉，即使将温度调得比较高，也总是会因感到冷而在半夜醒来。如果设定了空调的时间，使其自动在夜间关闭，之后室温又会升高，致使会被热醒，如此睡眠，醒来，反反复复，最终陷入睡眠不足的状态。

在夏季，因为外界温度和湿度都较高，在睡眠时机体深部组织的散热不能够顺利进行，导致睡眠变差。

生活在如此文明发达的现代社会，应该充分利用电子产品，创造一个舒适的睡眠环境。在这里，我向您介绍一个使用空调的方法，即便在闷热的夏季也能够获得良好的睡眠。在入睡前 2 小时打开空调，直到房间内的墙壁凉下来为止。将空调的温度设定在 29℃ 为好。

我想大家在睡眠之前，都多少忍受着暑热，一旦到了睡眠的时候就会打开空调了吧。

实际上，这只是房间里的空气变凉了。因此，一旦关了空调之后，附着在室内墙壁上的热气就会散出，使室内的温度骤然上升，对睡眠不利。而一直到墙壁凉了之后再睡眠，设定空调在入睡后持续开 2 ~ 3 小时，自动关闭，一直到早晨 4 点左右都会保持舒适的室温。

我们的体温最低时是在早晨 2 ~ 4 点，这时睡意最浓。此后，身体逐渐地转向清醒，体温也渐渐地上升。所以，在早晨 4 点以后，不要再冷却身体，使体温自然上升，自然醒来，这一点非常重要。

稍加努力，就可以在难眠的夏夜得到良好的睡眠，从睡眠不足的困境中摆脱出来。熟悉并利用好人体的组织结构，就可以得到优质的睡眠。

开关的声音影响睡眠

舒适、优质的睡眠环境，不仅要室温适宜，另外也要注意声音的影响。

影响到睡眠的声音大小，应该以 40 分贝作为标准。若声音达到 40 分贝以上，则可以吵醒睡眠中的人。因为一般说话的声音为 60 分贝左右，所以，卧室有必要和图书馆一样保持安静。

照明开关的开启和关闭的声音，就是 40 分贝，您知道吗？

若是和家人一起居住，先睡的人最为介意的是电视的音量。但是，人们往往对连续播放的电视所发出的声音很容易就习惯了。而不连续的噪音，例如突然开关照明、家电等所发出的声音，更是会妨碍睡眠。冲厕所的声音、下水道流水的声音也是如此。

据说在外国的监狱里，看守拷问刑犯的时候，在夜间数次发出冲厕所的流水声音。就是这样用突发的噪音引起刑犯的警戒心，从而导致其从睡眠中惊醒。

另外，高血压患者、高龄老人等，对于突发声音的反应是血压升高、脉搏增快，所以，多少也有必要引起注意。

除开关的声音以外，妨碍睡眠的突发声音还有居室周围汽车的噪音以及邻居家的开门、关门声等。

为了避开从室外传进来的噪音，可以将床头的位置远离窗户，也可以使用双重窗户。若这样做仍不能够完全隔离噪音，还可以戴上耳塞。但是，一定要确认可以听见闹钟的声音。

请将卧室仅用于睡眠

在考虑睡眠环境的时候，务必要做的是，认真地考虑卧室，将卧室只用于睡眠。这样做之后，只要一进卧室，就养成一种到这里来就睡觉的条件反射，进了卧室之后，在大脑里就会产生睡眠的意识，如此也自然地容易入睡了。

但是，住宅的事情，也常常是不可能每一个房间都单功能使用的，在这种情况下，我推荐您使用铺盖。在睡眠的时候只要铺上褥子，在大脑中就自然产生从此就要开始睡眠的意识，这样也有助于获得良好的睡眠。

早晨起床后就叠起被褥，形成一种从此就要开始活动的意识。叠起被褥就活动身体，我们也期待这种作用，使得起床变得轻松。

我不推荐从来不叠被褥的"万年床",这从卫生和睡眠上来讲,都没有好处。为了自己的身体、为了健康,请早晨起床后认真地整理被褥。

使用折叠床也不错,在睡眠的时候就把床伸展开并铺平,起床后就折叠起来,这样也会形成一种睡眠、起床的意识。

另外,在钻入被窝和上床后,请不要看电视、玩电脑,因为那样,被褥、床＝睡眠的场所的意识就不能够养成。

在睡眠前,看电视、电脑,会刺激神经,使入睡变得困难。所以,为了良好的睡眠,请不要在卧室看电视和用电脑。

导致睡眠不好的咖啡和烟

很多人为了放松或者是为了产生睡意,而喝咖啡或吸烟。但是,这两种东西对入睡和深度睡眠都会产生不良的影响。

咖啡中所含的咖啡因,具有活化大脑血流和代谢的作用,在疲劳和发困的时候饮用,可以起到抖擞精神和清醒大脑的作用。但是,这同时阻滞了向大脑发出的疲劳后睡眠的信号,在疲劳的时候也不会感到需要睡眠,仍然保持高度觉醒状态,精力充沛。本来在大脑疲劳时,必须通过睡眠得以恢复,但是,由于咖啡因的作用,并不会使人体感到疲劳,实际上,疲劳在体内会不断地蓄积。

另外，咖啡因与睡眠的深度也有一定的关系。实验证明，摄入咖啡因的量越大，睡眠就会变得越浅。例如，摄取咖啡因200毫克，在睡眠中就会多次醒来；如果摄入300毫克咖啡因，睡眠仅3小时后就会完全醒来而不能再入睡。

烟草中所含的尼古丁也有着与咖啡因同样的作用。尼古丁有觉醒的作用，可以使睡眠变浅。嗜烟者，由于在睡眠中不能吸烟，尼古丁的解离度明显增加，吸烟后，夜间就会醒来。

如此，一旦形成了对咖啡因、尼古丁的依赖状态，导致不良的睡眠，就会使疲劳蓄积。为了消除睡意，一日之中若不多次饮用咖啡或吸烟就难以度过。如此，睡眠变得越来越浅，最终不能够从劣质的睡眠中摆脱出来。

当然，也有人即使喝了咖啡也能够睡眠，但是，这种人即使睡眠，疲劳也会蓄积的。

那么，一杯咖啡中含有多少咖啡因呢？家庭饮用的速溶咖啡，一杯约有65毫克，而在专门的咖啡店中出售的正规咖啡，大致有150毫克。在午餐后饮一两杯咖啡，就会使入睡困难，睡眠深度变浅。

也并不是说咖啡一点也不能喝。既然知道了咖啡因的作用和效果，灵活掌握也是可以的。

咖啡因的觉醒作用在摄取咖啡30分钟之后出现，大约持续4小时。在晚餐后和睡前不要饮用咖啡，若在下午4点以后不喝咖啡的话，可以将咖啡对睡眠的不良影响控制在最小限度。

令人意想不到的是，大家都认为美国咖啡味淡，咖啡因含量少，这是绝对错误的。实际上，长时间煎煮意大利咖啡豆制成的咖啡，咖啡因的含量少。美国咖啡通常每杯给的量较大，所以摄取的咖啡因也就多。喜欢咖啡的气香和口味时，也许饮用一小杯浓咖啡为好。

关于吸烟，从医生的立场来说，绝对是有百害而无一利。若是能够戒掉的话，绝对不能手软。

若是能够找到吸烟以外休息、放松的方法，对维护健康大有益处。

安眠药并不是不好的药物

为了获得高质量的睡眠，有时借助安眠药物也是必要的。已经是失眠症了，或者是由于其他疾病导致失眠，不能够获得正常规律的睡眠时，也是可以服用安眠药的。

在人们过去的意识中，安眠药常在自杀时使用，被认为是危险药物，即使到现今，这种认识也依然延续着。即使是医生，如果不是从事有关睡眠专业工作的，也不知道相应的正确知识，常会告知患者"安眠药对身体不好，若非必要，不要服用"，这种情况常常发生。

以前的安眠药，主要是对大脑整体产生抑制，使人睡眠，一旦搞错用量，颅内的呼吸中枢就会被抑制，甚至导致死亡。但是，近年来用于处方的安眠药物种类很多，即使是想用于自杀，几乎都不能得逞。这是因为具有麻痹整个大脑、强制睡眠作用的药物已经变得非常少了。近年来的安眠药物，不是刺激睡眠中枢而引起睡眠，而是抑制觉醒中枢的活动从而产生睡意的。

治疗感冒的药物与安眠药作用机制稍有不同，也可轻微地抑制觉醒中枢、诱导睡眠，和安眠药具有类似的功效。有很多人喝了感冒药之后会犯困。抗过敏药物也有同样的作用，大家都知道，服用了治疗花粉症的药物之后就想睡眠。

安眠药绝不是有害药物。日本的多数男性，常常在睡不着觉时，把酒当作安眠药使用，这样做有害于身体。我调查了世界上诸多的国家，尚未发现有像日本那样，有那么多人在睡眠障碍时把酒精当作安眠药使用的。在准确地把握睡眠习惯方面，比起酒精来，安眠药物对身体更好。

最近的安眠药，依赖性极低。既往的安眠药，只要连续服用，身体就会对其产生依赖性，因此，必须要用更强的安眠药才能有效，这是很危险的。但是最近被用于处方的安眠药得以改进，一般不容易产生依赖性。

因为关于安眠药的正确知识并没有普及，因此有很多人认为服用安眠药睡眠对身体不好，服用药物后则产生心理压力，反而变得睡不着觉。因此，许多人的失眠问题不能够得到解决。我也遇到了很多这种情况。

比起失眠来，使用安眠药物得以保证良好的睡眠，对身体大有好处。

如果服用安眠药，那就每天规律服用，直到能够自己做到良好的睡眠为止。如果变得能够正常睡眠了，安眠药量可减半，用半量后也能够正常睡眠了，那就再减半，使用逐渐减少用量的方法，不会给身体带来负担。通过安眠药物使自己养成良好的睡眠习惯。

但是，即使说现今的安眠药物如何安全，那也要严格按照说明服用，决不能和酒精一起饮用。一旦将安眠药和酒精同时服用，肝脏的药物代谢作用将被抑制，安眠药的效果将被增强，有可能使人丧失记忆。

因此，在使用安眠药时，一定要请专业医生开具处方，严格按照医嘱服药。

若要饮酒的话，请在晚上 6 点

据说在日本，有很多男性只要出现睡眠障碍，就依赖喝酒来解决。

饮酒并非绝对不好，也有好的方面。但是，要想保证良好的睡眠，并不推荐饮酒。饮酒后，最初酒精的觉醒作用，可以使情绪高涨、充满活力，与同事、朋友交往顺畅、语言流畅。但随着酒精摄取量的增加，酒精的麻醉作用使人渐渐被抑制、转入睡眠。所谓酒睡，就是饮酒到抑制的阶段时就入睡了。若在此时停止酒精的摄取，体内的酒精就会逐渐分解，过一段时间，人就会再清醒。饮酒后，比平常要早醒，也是这个原因。

也许在非饮酒时的早晨本可以神清气爽地起床，但由于酒精的觉醒作用导致非正常觉醒，使得原本必要的睡眠时间变得不充分了。

另外，酒精还有利尿作用，夜间需要多次起夜，从而破坏了良好的睡眠。

总之，饮酒后，酒精的麻醉作用使入睡变得更加容易，但是睡眠质量变差，并且早醒，最终陷入睡眠不足的状态，不能够缓解疲劳。进而，由于上述睡眠状态不能够消除疲劳，为了熟睡就会更增加饮酒量，睡眠将变得更差，如此形成恶性循环，这样的人并不少见。

重要的是，我们认为能够加速入睡的酒精，实际上成为了导致睡眠障碍的原因。适度饮酒，不会给身体带来负担，反而能使我们的生活愉快。

最好的方法是，若要饮酒，最好在晚上6点左右。若是这个时间，进食同时少量饮酒，睡眠之前酒精就会被分解，对身体的影响会降到最低。

即便如此，由于工作的原因，在这么早的时间去饮酒，很多人是做不到的。在这种情况下，推荐您饮用一小杯高度酒。高度酒香味纯正，喜欢酒的人为了享受饮酒的快乐，少量饮用，即可达到一种满足和幸福，这样做也不为奢侈。

另外，吸烟的人，随着饮酒量的增加，吸烟的量也会增加，也许大家都会有这样的感觉吧。为什么呢？酒精的量一旦增加，因为麻醉作用，渐渐转入欲睡眠状态，为了使头脑清醒，更加需要尼古丁，所以吸烟的量也就逐渐增加了。

此时，由于酒和烟两者都会使睡眠质量下降，所以在第二天早晨，会感到异常疲劳。为了消除睡意，就会进一步增加饮酒量和吸烟量，从而导致身体状况越来越差。

适量的酒精有消除紧张、缓解疲劳的作用。为了良好的睡眠，在午后早些时候饮酒或少量饮用高度酒等，在饮酒的方法上仔细斟酌，就会享受到饮酒的快乐。

睡眠不能够储蓄

人不能够储蓄睡眠。为此，如果长期对于睡眠不足状态置之不理，那么，睡眠不足如同"负债"一样不断蓄积。长期持续睡眠不足，就会增加身体的负担，我们将这种状态称为睡眠负债。随着睡眠负债的蓄积，身体各处就会出现不适，一旦身体状态恶化，还将加速损害身体健康。

　　以借钱为例，即使不断少量地返还利息，只要本钱不减少，借款是总也还不清的。同样，睡眠负债若不在周末增加睡眠时间的话，平常的举措只能够起到偿还利息的效果。

　　如果想要在周末补觉的话，不但没有效果，而且会打破机体的平衡，除了增加身体的负担以外，没有别的好处。这样就如同不还利息，反而增加借钱数额一样。

　　持续睡眠不足形成负债积蓄，这样就已经是疾病状态了，希望您能够明白这一点。想要把睡眠都集中在周末以恢复机体状态，对于身体来说，这样做反而使负债不断蓄积。人体不会因稍微延长睡眠时间，就能够恢复原本的健康。

　　自远古开始，我们就一直保持着"日出而作，日落而息"的习惯，次日再精力充沛地开始劳动。即使是在文明稍微发达的现代社会，这种模式也没有被改变。稍微注意一下便可知，这是一种自身保护、健康生活的方式。

　　对于睡眠的负债，马上就开始返还是最明智的做法。尽可能在无可挽回之前进行努力，争取完全恢复健康的身体。

　　在此，我给您推荐一个方法，这是对于异常忙碌的现代人来说，也还能够做到的返还睡眠负债的方法。首先，每天一点点地将睡眠时间逐渐提前，即使是 30 分钟也行。比起把睡眠集中在周末从而打破自身节律来说，每天有规律地睡眠，一点点地延长睡眠时间，对身体更好和更有效。这并没有什么很难的技巧，也不用购买什么器具，只要将确认邮件、看新闻等事情放在第二天早晨去做就可以，请务必牢记：早睡一会儿。

另外，自己已清楚地感觉到即使每天早睡 30 分钟，也偿还不了睡眠负债蓄积的人，或者是明确有身体状况不佳的人等，请在周末午睡。不要早晨睡懒觉，和平常一样的时间起床，沐浴阳光，使身体的时钟复位。在午后出现困意的 2 ~ 4 点，按照自己的节律午睡 2 个小时。

在出现原因不明的疲劳、身体不适、焦虑等精神不宁等情况时，认真地调整好睡眠，多数情况下，上述症状都能得到改善。

在服用药物或去医院看病之前，首先自己能做的事，是还清睡眠负债，从努力获得优质睡眠开始做起，管理好自己的身体健康。

第**3**章

了解睡眠知识，睡眠就会发生戏剧性的变化

克服回笼觉的诱惑

有一种叫作"认知行动疗法"的治疗方法。这种治疗方法简单地说，就是知道睡眠的机制，并利用这种机制，改善症状，从而提高睡眠质量的一种做法。

实际上，我对我的学生们做了调查从而得知，与第一次听课时完全不知道任何睡眠知识时相比，在听完所有讲座、掌握了睡眠的知识之后，其睡眠质量就已经得到了明显的改善。

总之，在改善睡眠习惯方面，学习睡眠相关的知识非常重要。本章节将详细讲述睡眠的机制。

闹钟响了就起床。可是由于还很困倦，再睡 10 分钟。这就是所谓的"回笼觉"。您也许都有这样的经历吧。确实，回笼觉的诱惑是很强烈的，我能够理解这种感受。但是，回笼觉的质量并不好。一旦进入回笼觉，再起床的时候，头就会发懵，也就是说本该在优质睡眠之后能爽快地起床却做不到了。

如前所述，我们的睡眠是由慢波睡眠和快波睡眠反复交替，直到早晨醒来的。慢波睡眠是休息大脑、恢复身体的睡眠，而快波睡眠是做梦、调整和稳固记忆的睡眠。为了能做到神清气爽地起床，其窍门就是在快波睡眠结束的时候起来。

　　在第二章已经讲过了，夜间在快波睡眠后醒来，这是理所当然的。换句话说，快波睡眠就是为了醒来的睡眠。但是，早晨恰好在快波睡眠结束时醒来后，如又进入第二次睡眠，睡眠转为慢波睡眠。在进入慢波睡眠之后，强行被闹钟闹醒，就会头晕脑涨，这是因为在起床时正处在深度睡眠之中。若知道自己的睡眠节律，在快波睡眠结束时起床，就能够做到神清气爽了。

　　一不留神又睡了一小觉，不能够在合适的时间起床，大脑将经过一段时间才能开始活动。

　　在休息日，无论如何也想有回笼觉，那就索性一直睡到下一次开始快波睡眠时，即再睡 80～90 分钟，这样一来，也就又可以神清气爽地起床了。但是，从打乱平时睡眠节律的观点出发，除非特别困倦，我们并不推荐回笼觉。

　　在数年前，在名神高速公路上发生了一件导致巴西人死亡的追尾事故。据说追尾车的司机是职业司机，他自己已经感觉到极度疲劳并在服务区很好地睡过一觉，可是，为什么就发生事故了呢？据新闻记者报道，该司机已经在服务区睡了 1 小时，在他醒来再次出发后的 5 分钟，因为头发懵，从而导致了追尾事故的发生。

　　若要小睡一会儿，则应该在进入深度睡眠前的 15 分钟以内，或在进入慢波睡眠之前结束睡眠。在被普通人认为是简单的交通事故的新闻报道之中，隐藏着许多人体睡眠的正确知识和防止悲剧发生以及损害健康的信息。

请您务必掌握和活用上述知识，从而保证自身和家人的健康。

早晨感到疲乏无力
并非低血压

因为血压低，早晨感到疲乏无力——早晨起床时头脑发懵，多数人认为是低血压导致的，确实是这样的吗？

所谓低血压，原本是指由心脏泵出血液的力量减弱所造成。心脏泵血的力量减弱，导致血液循环变差，就不能够充分地将营养物质运送至周身，临床表现出眩晕、疲劳、食欲不振等症状。

实际上，血压与晨起疲乏无力并没有什么关系。即使是低血压的人，属于早晨型的，其中绝大多数能够在早晨神清气爽地起床。

人类天生就分为早晨型和夜间型两类。晨起很顺利，上午精神状态好的人属于早晨型；无论如何早晨起床困难，到了晚上却精力充沛的人属于夜间型。

您知道自己属于哪一型吗？这是显而易见的事情。

早晨型和夜间型的最大的不同在于体温上升的时间段不

一样。早晨型的人，到晚 9 点左右，体温开始急剧下降，到凌晨 3 点体温下降到最低水平。此后，体温又开始逐渐升高，到早晨 6 点，体温就高起来了。所以早晨能够神清气爽地起床。夜间型的人，体温开始下降的时间段与早晨型的人相同，也是晚上 9 点左右，但体温下降非常缓慢，体温下降到最低水平的时候是凌晨 7 点左右。此后体温才开始逐渐上升，所以这种人晨起异常困难是能够想象的。

人的身体原本是保持 25 小时的周期节律，由于睡眠时间变晚，早晨型的人就变成夜间型了，这是比较容易理解的；夜间型的人变成早晨型则是一件很难的事。

如果是夜间型的人，在睡前 1～2 小时沐浴，使体温升高，有助于入睡；沐浴着早晨光线，随缓缓照入卧室的阳光自然地醒来，努力这样去做，可以使早晨起床的状态逐渐得到改善。

所以，夜间型的人，不要灰心、努力去做，要一点点地向早晨型靠近，这样就可以变得晨起神清气爽并获得优质的睡眠了。

盗窃多发生在入睡 40 分钟之后

在前面已经讲述了人类的睡眠分为快波睡眠和慢波睡眠。慢波睡眠的深度，我们用 1～4 来表示。

首先，1～2 是迷迷糊糊，如在汽车中打盹一样，对周围的声音还能听得见。3 是安静、安稳，渐渐进入较为深度的睡眠状态。4 是熟睡，在慢波睡眠中程度最深，处于不能够马上起来的阶段。

人在入睡之后，大约 40 分钟就进入睡眠程度最深的阶段，即程度 4 的熟睡阶段。进入这种深度睡眠，仅限于第一次的慢波睡眠，在此后反复的慢波睡眠中，其睡眠深度都不及第一次。所以，进入宾馆行盗的小偷，都会在所瞄准的顾客入睡40 分钟之后、发出轻微鼾声的时间段，也即当顾客进入一晚之中程度最深的睡眠状态的时候，勾结宾馆内部的人员做向导，就可以进入房间行窃了。

睡意在凌晨 2～4 点时最强烈，而睡眠的深度则是在开始睡眠 40 分钟之后达到顶峰的。

慢波睡眠的作用是使人类的大脑得到休息。大脑越是发达，慢波睡眠、深度睡眠，也即是让大脑休息的睡眠，就越是必要。

大脑的发达与慢波睡眠之间的关系，我们以金枪鱼为例做一说明。金枪鱼是一种重量超过 100 千克的庞然大物，但其脑子在整体重量中仅有 15 克，其中大脑的重量仅 1 克。为此，金枪鱼的睡眠也仅有 4 秒。观察金枪鱼的活动便可知，金枪鱼在游泳的时候，有 4 秒钟急速下沉的一瞬间，这就是金枪鱼的睡眠。

将人类的大脑与金枪鱼的大脑进行比较就能够明白，大脑越小，所需要的睡眠时间就越短。由此可见，大脑的发达程度，在一定程度上是和睡眠有密切关系的。

世界上睡眠时间最短的国家是日本

刺激大脑兴奋，同样也影响睡眠。这在日本，体现得最为深刻。

您知道，世界上睡眠时间最短的国家是哪里吗？直截了当地说，是日本。特别是高中生和20多岁的年轻人，睡眠时间最短。

为什么不包括大学生呢？据说大学生的上课时间安排比较灵活，所以能够睡眠的时间就增多了。

高中生和社会公职人员必须在早晨规定的时间起床，不仅如此，还有熬夜的习惯，因此，在这个年龄段难以入睡和睡眠障碍的发生率很高。

入睡障碍的原因是电视、手机和电脑。人们一看电子产品，全部精力就不由得集中在屏幕上，若是在白天也无所谓，但是在睡前如此，刺激交感神经产生兴奋，就变得难以入睡了。特别是从电视里接受的信息量要比想象的多，其中包括声音数据量和图像数据量，再加上动画的数据量，这是不难想象的。为了处理庞大的信息数据，准备开始睡眠的大脑又再次兴奋，入睡就会变得非常困难。使用手机也是一样，在很小的显示屏上，打开网络看各种信息，使大脑被激活，交感神经会过度紧张。

如上所述，看电视、玩手机，使大脑皮层活化，导致更加难以入睡。又因为怎么也睡不着，于是就再看电视、再玩手机，进一步导致不能够入睡。

在晚上看电视、玩手机，会导致睡眠障碍及形成恶性循环，请您切勿因为睡不着觉而把大量的时间消耗在看电视和玩手机上。

那么，在晚上睡前时间，干什么好呢？为了放松休息，最好是听听收音机。因为只接受从耳朵传来的情报，信息量少，受光线的影响也最小。其次，我推荐您看看书。在看书时，仅仅让枕头周围保持一定的亮度，切不要在荧光灯照射的、室内通明的环境中看书。

总之，为了我们的健康，请尽可能在白天看电视和使用手机，而在晚上睡觉前，只做一些让大脑放松、休息的事情。

顺从人体的自然节律

自古以来，人们日出而作，日落而息，这种生活规律已经铭刻在我们的身体里了。违背这种节律，夜间不睡觉，在灯光下看电视、操作电脑，会增加身体的负担，使得原本健康的身体机能衰减，导致疾病的发生。

但是，实际上确实存在必须彻夜或是在深夜进行工作的人群。对于他们来说，消除早晨的疲劳，减少体内的疲劳物质最为有效的方法就是午睡。

原本人的身体是通过夜间的睡眠消除白昼疲劳的。早睡及长时间的睡眠是不能够增进健康的，另外，到了睡眠负债的严重程度再使劲地补觉，也不能够使机能紊乱的机体轻而易举地恢复原状。

我们的身体是一个非常复杂的有机体。利用周末睡懒觉来补充平素的睡眠不足，其结果反而是打破了机体的平衡，导致节律紊乱，从而导致各种疾病发生，这在前面已经讲述过了。特别是到了一定的年龄，一度身体的节律被打乱，要想恢复到以前的状态，是需要很长时间的。想要睡足觉而在周末长时间睡眠的人，只不过是因过度疲劳而起不来，所以长时间睡眠。

疲劳到了非睡不行的程度＝机体已经发生了异常，这些想法并没有错。首先，我们应该考虑到，当平素的疲劳已经积蓄多日，到了必须要睡足觉的程度，那就一定要消除它。即使是睡眠时间长短相同，但在夜间 2 点才上床睡眠和在 12 点之前入睡，对于身体的恢复效果是完全不同的。每天即使是只提前 30 分钟也好，请尽早地睡眠吧。

入睡后的最初 2 个小时是预防疾病发生的黄金时间段

无论如何，在晚上 12 点以前睡眠是预防疾病睡眠的基本。因为在 12 点以前睡眠，生长激素能够最大限度地发挥作用。

生长激素是促进儿童成长的激素，即使长大成人后，它的分泌也并没有停止。生长激素具有促进新陈代谢、修复各种组织机能的功效。生长激素不仅有促进骨骼生成和肌肉发育的作用，还有调整肌肉状态、养育头发、修复损伤等多方面的功能。另外，它还具有分解脂肪、保持一定体重等重要作用。

生长激素的分泌量，在 15 岁前后到达高峰，此后，急剧下降。在 20 岁左右时，它的分泌量已经减半，自 30 岁以后，每 10 年减少约 25%。过了 40 岁，刺激出生长激素的机会就很少了，所以说这是个很"贵重"的激素。

生长激素是丘脑下部所分泌的，随着血流被运往全身。它的分泌并不是不间断的，其在睡眠的时候分泌，而且在凌晨 3 点以后就不再分泌了。

进一步说，生长激素仅仅在我们刚刚开始睡眠、即最初的慢波睡眠时段才会分泌。为了使生长激素分泌，我们必须入睡的最晚时间是夜间 12 点钟。

最好是在晚上 10 点左右开始上床睡眠，如果有可能的话，在晚上 8 点就开始睡眠，生长激素的功能可以最大限度地发挥作用。

入睡后的最初 2 个小时，是对于健康和体重管理最为重要的时间段。请尽可能早地上床入睡，最大限度地享受生长激素的功效。

一到非洲就精力充沛

按照人体本来的节律，在晚上 12 点之前入睡，就会享有优质的生活，下面我将给您讲述。

日本滋贺县的嘉田由纪子是一位女性，一直精力充沛地从事着各种工作，自 2006 年担任县知事后，从新干线新站建设这类的冻结中的大型公共事业开始工作，她活跃的身影在我所居住的滋贺县众所周知。

这个能力非常强的嘉田知事，自大学时期开始就对非洲具有浓厚的兴趣，曾充满激情地多次去那里实地工作，即使现在担任知事以后，也作为志愿者每年会去非洲一次，再精力充沛地回国。

不仅仅是这位嘉田知事，我还听说过许多关于一去非洲就变得精力充沛的事情。实际上，我是在想，这可能与在非洲的睡眠方式有关。

去非洲后，许多人都并不住在大城市现代化的宾馆里，而是要切身体验当地的生活。志愿者则更是要投身于当地的生活中进行体验。在非洲生活的特点是，因为那里的电力设施并不齐备，只能提供最低限度的必需的照明用电。所以晚上不能浪费用电，只能早睡。电灯用电不充足，所以大家就不能够在日落天黑之后看电视、玩电脑、使用电器等，自然地在 12 点之前睡觉，从而恢复了人体原本的生活节律。随之就变得能够早起，在太阳升起来的时候起床工作，太阳落山后休息，每天都必须过同样的生活。总之，得到了自然、优质的睡眠。过着符合我们机体本来节律的生活，身体状态当然就会变好了。

正因为这样，即使是睡眠负债蓄积、身体状况不好的人，经过上述的调整，也能够消除疲劳，弥补身体能量，使身体恢复到原本健康的状态。

有熟睡感的睡眠并不是
身体所需要的睡眠

如前所述，死亡率最低的睡眠时间是每天 7 小时，最合适的睡眠时间平均也是 7 个小时。但是，是不是这比本来身体所需要的睡眠时间要略微长一点呢？

在美国的大学生中做了一项调查，目的是要弄清楚人类需要多长时间的睡眠，就能够生活得舒适。通过不断地延长每天的睡眠时间，看看到底睡多长时间白天就不会困倦，而精力充沛并舒适地度过一天。实验结果是，每天睡眠 8 小时 15 分钟，就可以完全消解白天的困倦。据说所有的学生都异口同声的称赞说"这是至今第一次上课时不犯困"，身体状况也得以改善了。

但是，睡眠 8 小时 15 分钟后，当天晚上入睡就要多花一些时间；并且，夜间快波睡眠时，觉醒也增加了，感觉不到熟睡，几乎所有的学生在数个月之内又自动恢复到 7 个小时左右的睡眠时间了。

7 个小时的睡眠时间，比感到充足睡眠的睡眠时间略微短一些，因此，睡眠的欲望就会增加。这样，比起每天 8 小时 15 分钟的睡眠，入睡所需的时间就会缩短，夜间也不会醒来。

总之，比起充足的睡眠，7 个小时的睡眠时间更加使人能够得到熟睡感，个人的满足度也会得以提升。

比起充足的睡眠来说，缩短 1 个小时的睡眠时间，睡眠欲求就会提高，入睡会更好，并且能够获得熟睡感，进入睡眠的良好境界。正因为如此，大多数人感到 7 个小时的睡眠最为合适。

鼻子是个超高性能的机器

也有这样的情况，即想要获得最适长度的睡眠却又得不到。比如，鼻子不好的人常有此情况发生。

用鼻子呼吸是人类呼吸的基本。我们的鼻子在呼出气体的同时，为了不使身体变冷，回吸水分和热量。反之，在吸入空气的时候，即使是在南极零下24℃的冷空气，也能够在瞬间转变为25℃。总之，鼻子是一个超高性能的加温机。而且，鼻子还具有过滤器功能，在吸入空气时，能够除去细菌、灰尘等异物。所以，运动选手等用鼻子呼吸非常重要。如果马拉松选手用口呼吸，热量和水分会被大量散失，在行走过程中体力就会消耗巨大。

我们在自然状态下是用鼻子呼吸的。如果鼻子堵了，在睡眠时就会变得呼吸困难，会多次醒来。这种微小的觉醒会导致睡眠质量下降、睡眠不足、高血压等疾病，这个道理在前面已讲述过了。研究结果证明，鼻子的慢性阻塞，可以使鼻鼾和白天倦意的发生增加2～4倍。儿童由于鼻塞或过敏可以使睡眠质量变差，影响大脑发育、产生焦虑等，有时也被错认为是注意缺陷多动性障碍（ADHD）。进而，鼻子慢性阻塞，且容易发生睡眠呼吸暂停综合征。

所谓睡眠呼吸暂停综合征，是指在睡眠时呼吸一时性停止的情况反复多次发生的一种疾病。临床表现是白天困倦、焦虑，夜间尿频等，症状多样，患者本人常常不知道症状发生的原因，而是就诊时被神经内科和泌尿科的医生所诊断，若是不根治病因，症状会不断进展。这种病症并不少见。

睡眠呼吸暂停综合征和其他多种疾病有着密切的关系，一旦患有这种疾病，将使脑血管疾病的风险增加4倍，使心脏病的风险增加3倍。可见，鼻子的状态影响着睡眠质量，并可成为其他疾病的病因。

据说印第安人，会从儿童开始罩着嘴，从小就训练他们用鼻子呼吸。一旦养成用鼻子呼吸的习惯，健康和精神状态都会得以安宁、生活幸福，如此世世代代相传。

鼻塞和过敏性鼻炎是一种常见病，绝不能够忽视。对于我们来说，用鼻子呼吸是基本的，不会增加机体负担，并有利于良好睡眠和身体健康，所以，请您务必注意鼻子的状态。

失眠的人和健康的人睡眠时间仅相差40分钟

"怎么也睡不着"、"夜间会醒来好几次"、"早醒"等这种睡眠障碍的状态持续2个月以上，我们称之为失眠症。但是，睡眠时间的长短有个体差异，有拥有 8 小时以上睡眠时间但仍说睡不着的人，也有睡眠时间很短却完全不会妨碍工作、学习的人。

在诊断为"失眠症"的人群中，也有下述情况，并不少见，即是无论患者睡多少小时，仍自诉睡眠不足。很多人因睡不着而烦恼，但是，重要的是也没有必要过度介意。

某调查显示，认为自己失眠的人，一晚上的睡眠时间仅仅比正常人短 40 分钟。也有很多情况是患者只不过是在夜间的快波睡眠中数次醒来、或入睡需要比较长的时间而已，就随意判定自己失眠了。

还有很多人，已经懂得了睡眠的知识，但没有认真地去做，自己给自己增加紧张焦虑情绪，从而导致了失眠。

但是，仅因每天缩短 40 分钟的睡眠时间，却将这样的"失眠"持续下去的话，也可以导致血压升高、糖尿病病情恶化、身体状况变差。为什么呢？这是因为没有熟睡感导致精神紧张焦虑。

被失眠所困扰的人，一定不能固执、强化自己"睡不着"的意识。入睡需要一定时间这是自然的事情，在夜间快波睡眠中醒来也是获得良好睡眠的一个标志。

还有，在早醒的时候，也可以有效地利用这段时间，做一些自己想干的事情，充实自己的这一天。

虽说如此，实际上也有很多人要求要治疗这种不寐。在此，我介绍一种睡眠限制疗法，作为治疗失眠的方法供您参考使用。

做法非常简单。早晨早起，沐浴日光，中午不要午睡，活动身体。这样做，自然地缩短了睡眠的时间，提高了睡眠欲求，就变得能够熟睡了。

如果失眠已变成了一种疾病，那就不要限制睡眠了。在睡眠的 3 个环节中，充分利用疲劳物质蓄积而产生睡意的疲劳后睡眠环节和与褪黑素相关的到了夜间就睡眠的环节，提高自己的睡眠欲求。

苦于失眠的人，不要为睡眠时间和入睡而烦恼，请尝试一下我所说的上述方法。

下班后去健身会所
是失眠的根源

出发点是为了健康，而结果却成为了失眠的原因，这种情况也是有的。

例如，从饮食和健康方面考虑，很多人会参加运动锻炼。但仅仅在晚上才能去会员健身场所锻炼，并且由于这个时段价格比平常也便宜些，所以很多人会在下午下班后去锻炼。但是，特意去参加的锻炼，由于时间段不对，反而会成为入睡困难、失眠的原因。

　　人体在晚上 9 点时，体温是个高峰，此后开始逐渐下降，准备睡眠。体温下降，代谢迟缓，才能使大脑和身体得以休息。若是该时间段去参加锻炼，反而会使体温升高、变得清醒，入睡则会变得困难。

　　总之，当一天的工作结束后，已到晚上 9 点以后时，如果进行剧烈的运动，就会导致体温升高、头脑清醒、入睡困难。再加上有氧运动、牵拉肌肉等的剧烈运动，会使交感神经变为优势，人体兴奋，反而更加睡不着觉了。

　　另外，在工作结束后，又做了运动，多数人会再饮用一些啤酒类的酒精饮料，这样不仅会导致入睡困难，连睡眠质量也会明显下降。为健康而特意进行的锻炼活动，反而导致第二天极度疲劳的相反结果。

　　若是要运动，我推荐您在晚上 7 点以前进行。运动在 7 点就应结束，这样，即使体温升高，也不会影响原本体温应该下降时的节律；由于运动，使得疲劳之后睡眠的机制发挥作用，入睡就会变得容易。

　　怎么也不能入睡、没有熟睡感的人，也可以在晚上做散步类的运动，体温一度升高之后再下降，也可以帮助入睡。

　　还有，因为活动了身体，使疲劳后睡眠的机制发挥作用，就会获得更加好的睡眠。

因搬家而导致失眠的男性

　　说到失眠的话题时，我想起了一位到我这里来就诊的患者。这位患者搬离了自己的家住到公寓里之后，就变得睡不着觉了。因此，我询问了他的公寓及住房周围的环境状况。这一问才知道，在他搬去的那所公寓，为了安全的考虑，走廊及其周围会有 24 小时不间断的照明，而他总是睡在窗户旁边。听到这些，我一下子就明白了。他睡在窗户旁边，光线的影响导致了睡眠质量变差。

　　傍晚到夜间被光线照射，褪黑素的分泌就会停止。另外，在睡眠时虽闭上了眼睛，可明亮的光线还是可以通过眼睑被视网膜所感知的，并会将感光的信号传送至大脑，褪黑素的分泌将受到抑制。

　　褪黑素的分泌一旦受到抑制，睡眠质量就会变差。所说的这位患者睡眠质量变差，也是自然的了。如此在晚上被光线所照射，这是违背了人体自然节律的。

　　请继续听关于这位患者的故事。我给这位患者讲明了关于光线对睡眠的影响，并建议他搬到外界光线照不到的房间里去睡觉。此后，他把外界光线照不到的房间作为卧室，从此睡眠就变得很好了。但是，又由于光线完全不能够照射进来，早晨起床又感到了非常不爽。

通过这个事例，我们可以了解到晚上沐浴光线和早晨沐浴光线是如此的重要和功效的不同。当然，这位患者为了防止晚上光线的照射，此后使用了遮光窗帘，并戴了遮光眼罩，在早晨阳光可以照射到的房间里睡觉，失眠就完全得以改善了。

因"爱迪生的诅咒"而得病

对于现代人来说，没有照明的生活是不能想象的。没有照明，在黑暗的夜晚，不能行走，不能开车，日落之后，也不可能学习、吃饭。托爱迪生的福，我们过上了非常方便舒适的生活。

可是，如果他发明的电灯没有普及，那将会是什么样的呢？如果没有照明，我们就能和太阳保持一致，日出而作，日落而息，保持着身体原有的节律，过着健康的生活。

在睡眠研究者们中间，将此称为"爱迪生的诅咒"。在生活变得方便的同时，爱迪生也剥夺了人类正常的睡眠，侵蚀了人类的健康。

由于照明发达了，人们晚上可以在灯光的照射下做事，这已经成为自然，睡眠的节律被打破，从而导致疾病萌芽的产生，这在当今的日本，多数人都是如此。

也许是对过度追求物质社会的反省，近年出现"环保运动"的词语，即提倡节约和尊重、保护资源。确实，"环保运动"是非常伟大的事情。其中，也包含有自身健康的考虑吧。

从保护自身健康的观点来看，真正的节能环保就是夜间不要过度接受灯光照射，总之，就是不要晚上不睡觉、熬夜，就这么简单。

人觉醒的时间越长，消费活动就越是增加。如果晚上熬夜、不睡觉，导致照明、看电视等的时间延长，饿了还要吃夜宵，最终，就会产生必需以外的电力消耗和垃圾。如果晚上不过度照明而睡觉的话，就不会消耗更多的电力，也不会产生额外的垃圾，也自然就会得到健康，还可以保持地球的环境。

"晚上不过度照明而睡觉"，将这句话记在心里，并努力去做，只有这样，才可以从"爱迪生的诅咒"中解放出来，得到超乎您想象的健康身体。

第**4**章

改善了睡眠也就
改善了人生

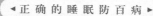

chapter 4

睡眠应是第三位重要的事

　　获得优质的睡眠对于保持健康的身体非常重要。但是，对于我们来说，睡眠是第一重要的事情吗？睡眠是十分重要的事情，但是若没有饮食、营养供给，生命就不能得以维持生存。而为了饮食就必须要去劳动。所以，我认为对于人类来说，第一重要的应是摄取营养，为此需要劳动，这是排在第二位的，睡眠应是第三重要的事。

　　首先，为了摄取营养物质，就不得不劳动。如果没有饮食营养，即使有再好的睡眠，也绝不会健康。肥胖问题是近几年的事情。人类饥饿的时代比较漫长，那时营养摄取当然不充足，为此，人们把摄取营养放在第一位。

　　其次，为了获取充足的营养物质，需要越来越高效率的劳动，并且要不断消除疲劳、开动脑筋，为此，睡眠是不可缺少的。

　　但是，睡眠也绝不是处于营养、劳动之下，仅起辅助作用的。睡眠有其更为积极的意义。睡眠能够调整记忆，提高运动机能，能使第二天更加积极乐观地去为摄取营养物质而工作。大脑在睡眠的时候也仍在积极考虑第二天如何能够简单而高效率地获取食物。睡眠后次日就会精力充沛、身体健康，一旦身体健康，睡眠就会变得更好。这样一来，就能够更加高效率地获取食物。所以，良好的睡眠是健康的保障。

如此，获取营养——为此而劳动——良好的睡眠，形成了积极的良性循环，这会引导人们更加健康、更好地生活。

若一定要排次序的话，则应是获取营养、为此而劳动和睡眠，但是，三者是不可分割的。营养、劳动、睡眠均与健康、幸福的人生密切相关。

早起，岂止是得到了三分利

自古以来人们都知道在幸福美好的人生中，睡眠非常重要这个简单、朴素的道理。那么大家也知道"早起三分利（早起总是有些益处的）"这个谚语吧？

起床时间是由睡眠时间所决定的，这在前面已经讲述过了。其总的意思就是如果早起，就能够早睡，也就可以获得优质的睡眠。优质的睡眠可以提高大脑的机能活动，容易接受和掌握新的知识；为了更加美好的明天，大脑就会更高效率地工作。大脑更加智慧，需要更高效率地获取营养。

就现代社会来说，工作需要在更短的时间内完成，也即在同样的时间内完成更多的工作。有了高效率和优质的工作业绩，增加薪水的机会不也就增加了吗？当然，如果早起，身体状况就会变好。您变得健康了，家庭就会幸福。保持健康的身体，也可以减少医疗费用的支出。这就是"利"之所在。"利"岂止是"三分"。一旦养成了早起的好习惯，将来将会拥有多少该金额甚至以上的金钱所买不来的价值啊。

为此，我们只需要优质的睡眠，并不需要什么金钱和工具。请马上按我这本书里所写的去付诸行动吧。

早起、早睡，身体没有睡眠负债，这是对人生的投资，是人生的储蓄。因为不需要资本，马上就开始去做，把握自己充实的人生吧。

婴儿睡眠时会笑

为了我们幸福美满的人生，自幼睡眠就是非常重要的。为什么呢？对于婴儿来说，大脑的发育与睡眠有着不可分割的关系。婴儿在睡眠的时候，有时会出现笑脸。怎么说呢，是那种没有声音、很简单的微笑笑脸。

还没有任何记忆，也没有什么快乐的经历，可为什么婴儿会笑呢？这说明睡眠时大脑在活动。

如前所述，我们的睡眠有慢波睡眠和快波睡眠。成年人慢波睡眠所占的比率比较多，而胎儿和 1 岁以内的新生儿期，快波睡眠的时间比较长。快波睡眠整备神经回路，使大脑发育发达，以备完成生存所必需的神经活动。作为神经发育环节之一，婴儿在睡眠时正在建立笑的回路。因此，在睡眠的时候，虽然没有任何记忆，也能出现微笑的笑脸。在掌握了生存所必要的活动以后，快波睡眠的时间就渐渐地缩短了。

刚生下来之后，睡眠是生存和未来美好生活所必需的。为了提高每天的生活质量，度过自己所向往的人生，无论哪个年龄段的人，都不能忽视睡眠。

没有梦就没有人类的进步

对于婴儿来说，快波睡眠对大脑的发育起着重要的作用。那么，长大成人以后，快波睡眠是多么重要呢？

人在快波睡眠的时候，一定会做梦。

梦是怎么一会儿事呢？梦是在整理记忆的时候从大脑中提取出来的一种映像。梦是将至今为止存入大脑里的知识不假思索地组合、连接而成的。也可以说这种不假思索的组合丰富了我们的生活。

例如，大家都知道爱因斯坦每天有长达 10 小时以上的睡眠时间。据说他从梦中获得了各种各样创新的要点。

关于梦，尚有许多现代科学不能解释明白的东西，有人说梦是过去记忆的残存，也有人认为梦与记忆的丧失有关。

但是，无论怎么说，在大脑中被输入的信息量越多，在其中所进行的知识组合量就越丰富，就更能产生新的想法和创新，这是不容否认的。

创造出元素周期表的门捷列夫，他在执笔新的化学教科书时，曾被一个问题所困扰，那就是把当时所知道的61位元素以什么样的顺序排列。某一天，他在桌前打盹儿的时候，做了个梦。在梦中所有的元素都在应有的地方排列着。正是由于这个梦的提示，他创造出了现在我们在教科书中所看到的元素周期表。

像这样以梦为契机得到了意想不到的创意的事例，还有很多，在此不做赘述。

实际上，我们平常并不在意的睡眠，除了休息大脑和身体以外，还潜藏着巨大的可能性。

切尔诺贝利爆炸事故的元凶

应该获得优质睡眠的理由之一，就是为了防止事故的发生。

人睡意最浓的时间是凌晨2～4点。由于这是一天当中体温最低的时间段，体温下降就会睡眠的机制在起作用，再加上到了夜间睡眠机制的影响，很难克制住睡意。

一天当中睡意最强的时间段，也是大脑和身体最不能够进行正常活动的时间段。

实际上，近年来几乎所有大的产业事故，都是在浓烈的睡意到达顶点的凌晨 2 ~ 4 点发生的。例如，1979 年美国三哩岛核电站事故、1986 年苏联切尔诺贝利核电站爆炸事故以及还记忆犹新的 2008 年自卫队宙斯盾巡航舰冲突事故等，很多威胁到我们生命的危险事件都是在这个时间段发生的。

此外，据意大利调查发现，交通事故最多发的时间，并不是非常拥堵的早、晚高峰，而是车辆稀少的凌晨 3 ~ 4 点。

附带说一下，大家还记得赤穗浪士[①] 攻伐的时间是什么时候吗？实际上那也是在凌晨 4 点左右。大石内藏助一定知道人体的节律，他们自己按照这个时间段调整好身体节律，趁敌人深度睡眠时发出猛烈袭击，一举获得成功。

由于夜间就睡眠加上体温下降就睡眠这两个周期节律，在凌晨 2 ~ 4 点的时间段睡意非常浓厚，是很难躲避开袭击的。

若掌握了睡眠的知识，除上面两个节律以外，还有一个疲劳后睡眠的机能，灵活利用它，或在事前白天睡觉，或者通过调整相对固定工作时间，这样就能够防止意外事故的发生了。

在高度发达的现代社会中，完全消除夜班和 24 小时轮班

---

① 《赤穗浪士》是 1964 年由 NHK 播出的大河剧，故事描写赤穗 47 浪士为旧主报仇时的苦恼、人际纠纷和思虑等。

制的工作是不可能的，但是，即便如此，也不要强行违背人体的节律，了解其规律和构造，进行合理调配，不增加身体的负荷，就能够将事故发生的危险性削减到最小限度之内。

夕练优于晨练

在凌晨 2 ~ 4 点体温最低，此后体温缓缓上升，下午 5 ~ 9 点，又迎来了体温的高峰。

体温下降就睡眠，相反，体温上升人就觉醒。随着体温升高，大脑的血液循环加速，脑的活动也就越活跃。

所以，在体温最高的下午 5 ~ 9 点，这个时间段睡意最少，是进行工作、学习和体育运动的最佳时间段。

实际上有研究结果证明，游泳选手的体温和竞技成绩是一致的。日本记录和世界记录一般都是人在晚上体温最高的时间段创造出来的。

但是，现今在日本鼓励大家早晨起来活动。最近火爆的"晨练"，大家都知道吧?

早晨活动根本得不到想象中的效果。因为体温还没有完全升上去，大脑也没有被充分激活，所以请不要晨练，而是改为夕练更有实际意义。

我在德国居住的时候，早晨 8 点到下午 1 点工作，此后包括吃饭，自 1～4 点是休息时间，想睡的时候回家午睡一下，这以后再从 4～7 点工作。这种时间安排工作，不会导致疲劳蓄积，工作效率也非常高。

为了考试晚上熬夜学习，早晨早起上班，从睡眠节律来看，这样的安排效率最差。

相反，棒球的灯光球场夜间比赛，可以说是合乎道理的。但是，一旦超过 9 点，除了夜型选手以外，其他人的比赛效能都会低落。若会议自午后 5 点开始的话，大家都头脑灵活，凡事都能够顺利进行。

从这一点来看，也推荐您为了营造美好的人生而掌握睡眠知识，从而获取优质的睡眠。

儿媳的孝心，导致婆婆失眠

产生睡意的机制有三个，其中任何一个机制不能正常运行，都容易引起睡眠障碍。

在这里，我介绍一位我的女性患者，由于她不能够很好地利用疲劳后睡眠的机制安排自己的活动，结果导致失眠。

这位女士是我朋友的母亲，在她丈夫去世之前，一直在另外一个地方生活。据说她丈夫的工作是建筑业，丈夫生前，她一直帮助他工作，很繁忙，每天都非常疲劳，睡眠也很好。但是在丈夫去世之后，她就到大儿子家中居住，此后，渐渐地睡眠变得越来越不好。其原因是大儿子的爱人对她非常孝顺，给她做饭，任何事情都不让她做。这样一来，由于儿媳妇精心照顾，她又特别注意不想给别人添麻烦，就总是闷在家里，早晨尽可能晚起，非常地温顺。因此，就违背了疲劳后睡眠的机制。总是闷在房间里，不能充分沐浴阳光的照射，与褪黑素关联的夜间睡眠机制也变乱了。

由于上述原因，夜间入睡变得非常困难。不可思议的是，据说她在搬到小儿子家中居住后又变得能够很好地睡眠了。这是因为在小儿子的家中，孙子还小，需要很多的照顾，白天干各种各样的活，非常忙碌，晚上疲劳后睡眠的机制就能很好地发挥作用了。

针对这样的情况，与治疗相比，更重要的是向患者说明睡眠的结构和机制，使其本人改变自己的意识，就能够达到改善睡眠的目的了。

如果能够掌握正确的睡眠知识，在各种不同的场合去灵活应用，就可以维护自己的身体健康了。

人的体质与职业性质不匹配

在前一章节已讲述过了人的体质有早晨型和夜晚型两种，

这是由 3 个睡眠节律中的体温下降就睡眠节律导致的。

早晨型和夜晚型是由于机体代谢率下降、体温下降的时间不一样所致。不同点主要在于早晨体温下降的时间。早晨型的人最低体温是在凌晨 3 点，此后体温缓慢上升，所以早起并不痛苦。但是，夜晚型的人，体温缓慢下降，最低体温是在早晨 7 点，所以，早起就非常困难了。

反之也一样，早晨型的人若在夜间工作也是会非常痛苦的。

早晨型的人体温下降非常快，入睡容易，睡意较浓烈。这种类型的人在熬夜时或必须在凌晨 3 点起床时，刚好体温下降到最低值，所以非常痛苦而难以忍受。

到我这里来的还有很多护士，她们实在不能够耐受夜班的痛苦而辞职，当然她们都是属于早晨型的人。这种与生俱来的体质与工作性质不相匹配，辞职也实属无奈。

也有人原本是早晨型的，由于工作性质和生活习惯而转变成夜晚型的人了。重要的是掌握早晨型和夜晚型的相关知识，合理安排睡眠时间，不要强行损害自己的身体。请一定弄清楚自己的体质类型。

用朝阳治疗闷居家中的人

也有很多人封闭在家中，他们过的更是在夜间活动、早晨睡觉的昼夜颠倒型生活，比夜晚型的人更是有过之而无不及。

自闭在家中的人，整天闷在家中，在生活所需最小的范围内活动。我们把不去上学、不去工作、躲避和其他人交流在半年以上的人，称为"自闭症"。

一般认为，陷入这种状态的原因之一就是睡眠节律的紊乱。多种理由致使夜间很晚都睡不着觉，当然早晨就起不来，不能够早起沐浴朝阳，5-羟色胺也不能够充分分泌。5-羟色胺可以增强干劲和使精力集中，其分泌量减少，就会使人神疲乏力、应激能力下降，陷入一种对任何事物都不感兴趣的状态。

最有效的解决方法是沐浴早晨的阳光。请务必拉开窗帘睡觉，随着早晨的阳光一起醒来，充分沐浴朝阳。这样一来，5-羟色胺的分泌量增多，并且能在夜间诱导人们顺利入睡的睡眠激素——褪黑素的分泌也会变得活跃，使得夜间容易入睡。

自闭在家里常常会导致不规律的睡眠，而不规律的睡眠又容易导致人们闷在家中。但是，如果采用上述方法，就能够帮助人们从这种恶性循环中摆脱出来。

自古以来，铭刻在我们身体内的节律就是"日出而作，日落而息"，这是一种非常好的生活状态。违背了这种生活节律，晚上很晚都不睡觉，不仅使得身体状况变差，而且心态也会变得消极、抑郁。

不能说所有身体状况不佳和心理疾病的原因都是睡眠不

足，但是，身体和心理的疾病都可以通过充分的睡眠得以改善。

如果您也感到疲乏无力，那就请从早起、沐浴朝阳、改善自己的睡眠做起吧。

睡眠不足，导致短期内增重 3 千克

我们再举一个例子，介绍一个与睡眠相关的激素。

由于工作的关系，我经常习惯询问和我关系非常密切的朋友们的睡眠状况。前些日子，我询问了一位担任摄影化妆师工作的女性朋友的睡眠情况。这位朋友也刚刚开始化妆师工作数月。她以前总是能同一时间结束工作离开公司，比较有规律，每天睡眠 7 ～ 8 小时。

但是，从事化妆工作时间不规律，有时候早晨很早就要去上班，也有必须干到深夜才下班的情况，从开始做这份工作之后，每天仅能够睡眠 6 小时。结果怎么样了呢？从事化妆工作仅仅 2 个月的时间，她的体重就增加了 3 千克。

持续的睡眠不足，会导致增进食欲的激素脑肠肽分泌量增加，抑制食欲、促进代谢的激素瘦素的分泌量也会减少。另外，很多情况下，由于睡眠不足，具有分解脂肪作用的生长激素分泌也会被抑制，代谢率下降，从而使人肥胖。

这位女士以前并不吃巧克力，自从开始从事化妆工作，变得非常能吃巧克力。巧克力与咖啡因一样有抑制睡眠的作用，也许她就是无意识地吃巧克力，以控制由于不规律工作引起的困意。

不管怎么说，我认为睡眠时间缩短是导致她肥胖的最重要的原因。

从健康方面来看，牺牲睡眠时间去工作并非上策。不懂得这个道理，就会在现实中体验到恶果。

即使在工作不规律的情况下，也尽可能在一定的时间起床、午睡，能够早回家的时候尽量在12点以前睡觉等，努力使自己的身体保持一种良好的状态。这样做我们将会换来幸福美好的生活。

到医院看病最好是在上午

人体中存在各种各样的激素，发挥着调节身体机能活动的作用。其中，由肾上腺分泌的类固醇激素，具有对抗焦虑、缓解紧张、抗休克的作用，还有抑制炎症的功能。特别是类固醇激素中的皮质醇，作用非常强烈，这是大家都知道的。

类固醇是运动员在兴奋剂中常使用的一种物质。类固醇有一种人工合成制剂，功效与类固醇激素相同，但其作用更加强烈。在此我们所要说的是我们身体自身分泌的类固醇激素。

在晨起的时候，类固醇激素大量分泌，到了晚上，通过机体调节，其分泌量就会被抑制。

在狩猎时代，人们随着太阳升起外出狩猎，因此，我们的器官就形成了早晨大量分泌紧张激素的机制。

一旦类固醇激素分泌旺盛，紧张焦虑情绪就会更加明显。例如，进行手术的时候，类固醇激素大量分泌，就会减少出血量，这是大家都知道的。所以，在美国、德国，很多医院会在早晨 6 点开始做手术。日本的皇室贵族，在进行剖宫产手术时所选的时间也是上午 8 点半。这也正是选择了类固醇激素分泌多的时间段。

在职人员在上班时间去医院看病，总是会犹豫不定，最终选择晚上再去医院看病的情况较多。但是，比如在晚上拔牙，由于类固醇激素的分泌量减少，常常致出血不容易止住。要是去医院看病的话，最好还是上午去。

另外，治疗病毒性肝炎的方法之一就是使用干扰素。若是在早晨使用干扰素的话，夜间皮质醇的分泌量增多，就会导致睡眠障碍。正是因为上述理论，所以现在多改在晚上用药。

皮质醇是类固醇激素，分泌过多，会导致睡眠障碍。

了解了人体的组织结构特征，可以更好地诊治疾病，从而更加造福于人类。

老年人早起的秘密

随着年龄的增加，因睡眠障碍困扰前来咨询的人不断增多。多数人都是因为入睡困难、夜间总醒、动不动就醒来了而苦恼。但是，随着年龄增加，逐渐变得不那么能睡了，这也是自然现象。

首先，其中一个原因就是随着年龄增加，浅睡眠的时间增多。一旦睡眠变浅，夜间醒来的次数就会增多，有很多人为此而烦恼，这反而会使睡眠变得更差。即使是年轻人，快波睡眠时也会醒来，这是自然的，也可以说这是获得良好睡眠的一个见证；但是，如果不知道这个道理，就会为睡不着、身体哪里有什么问题了而烦恼，反而变得更睡不着觉了。

其次，上了年纪，肌肉含量减少，基础代谢率下降，这也和失眠有关系。肌肉越发达、热量消耗越多的人，睡眠越好，这是人体组织结构所致的。反过来说，虽然年龄大了，活动锻炼肌肉，仍然会使代谢增加；另外，由于运动激发了疲劳后睡眠的机制，这样才会得到良好的睡眠。

第三，还有生活习惯问题。随着年龄增加就不工作了，外出的机会也就减少了。这样一来，活动量减少，疲劳后睡眠的机制就不起作用了。

另外，不外出，沐浴阳光的机会减少，白天得不到充足的阳光照射，褪黑素分泌量减少，到夜间就睡眠的机制也变得紊乱了。

也常有这种情况，由于时间充裕，可以充分午睡，以至于晚上睡不着了。也有人很早就上床钻进被窝，由于时间太早，怎么也睡不着，逐渐在脑海里就形成了睡不着的强烈印象。

如果我们上床钻进被窝与睡眠的时间不一致，入睡后就不会有熟睡感。多数情况是早上床反而不能很好地睡眠。

实际上，确实随着年龄的增加睡眠会变浅，睡眠时间会缩短，但是，这并不等于睡不着觉。重要的是接受现实，用心养成与年龄相符的良好睡眠及生活习惯，并适当运动，调整好自己的生活。

睡眠不佳的人，
每天晚睡 30 分钟

随年龄增加睡眠就会变少，可有些人并不接受这个现实。也有的人年龄并不大，也睡不着觉。在此我介绍一种方法供上述人群参考。

这个方法就是每天延迟 30 分钟上床或进入被窝的时间。

当然这并不是减少睡眠时间。仍然要按时起床、沐浴早晨的阳光、进食早餐，依照此规律行事，在此基础上，为了提高睡眠欲求、获得更好的睡眠，每天晚睡30分钟。即使白天困倦，也要忍着不要午睡。

为了获得良好的睡眠，控制、增强睡眠的欲求非常重要。若在白天困倦时就午睡，早晨总是磨磨蹭蹭多睡一会儿，到了晚上，想睡的欲望就会减弱，非常重要的夜间睡眠的质量就会下降。

睡眠限制法也是治疗失眠的方法之一，是通过限制睡眠时间，以提高睡眠欲求，使入睡变得容易的一种方法。逐渐减少睡眠时间、提高睡眠欲求，从而引导人们获得良好的睡眠质量。

采用这种方法一定能使您感到熟睡感。

每天外出2个小时，治疗夜间徘徊

实际上，老年人的徘徊也和睡眠有关系。

随着进入老年社会，近年来看护等问题逐渐显现出来，特别是像认知障碍那样的神经和精神类疾病，由于后天原因导致大脑障碍，症状不断进展，最终变得一个人不能够独立生活，需要家属或周围的人看护，这种情况越来越多见了。

很多高龄老人在夜间徘徊，这种情况非常危险，并给家人带来了压力和负担。目前，夜间徘徊被认为是不治之症，几乎大都是对症的治疗。实际上，若是懂得了睡眠的知识，夜间徘徊也是能够治疗的。在这里，简单介绍一些知识，务必需要大家都知道"夜间的徘徊能够治疗"这一事实。

首先从夜间徘徊发生的组织机构做一说明。原本在人的身体中存在着25小时的节律，晨起沐浴阳光，恢复至24小时，在夜间徘徊的人，多数不能够参与社会活动，也几乎都不能早起，将一天的时间点调整至原位。不能早起将时间归复原位，体内的时钟就依然保持一天25小时，生活节奏逐渐错后。其结果是，身体内部就把夜间当作白天，所以进行活动的时间就移到了夜间，导致夜间徘徊不睡。

如果了解睡眠知识，针对这种情况的治疗就再简单不过了。那就是早晨按时起床、吃早餐，白天数小时在室外沐浴阳光照射。若是遇到阴雨天，就在室内用明亮的灯光照明。

仅仅这样就可以调整好身体的节律，使得夜间不再徘徊而正常睡眠。在开展日光浴数日之后，效果就会显现出来。

一项调查显示，白天保持清醒、夜间正常睡眠、生活节律正常之后，约有82%的患者变得性格开朗、心胸豁达；约有42%的看护人员都明显感到负担减轻了。但是，如果停止白天的户外活动，很快就会恢复原来的状态，所以，坚持上述治疗是非常重要的。

在日本滋贺县的米原有一个专门针对认知障碍人群的治疗中心，在那里，早餐和晚餐时都会给患者进行强烈的光线照射，防止夜间徘徊。

但是，尽管有这样的效果，能够使用这种方法的中心还不多。在现实中，即使是医务工作者也有很多并不知道身体节律与睡眠关系的知识，这是很令人痛心的。

以上讲的是夜间徘徊的治疗方法。能使更多的人了解上述知识，带给日本人健康幸福的生活，这是我的使命。

早晨型生活有助于调理
异常的肾功能

在我的患者中有一位在加油站工作的女士，她每天工作到夜间 10 点、11 点，工作结束后进餐，多年的这种生活习惯，导致她形成了夜间型生活习惯。她原本肾功能就不太好，再加上夜间进餐，晨起时浮肿很明显，皮肤有针刺样疼痛、疲倦乏力，为此她非常苦恼。恰好此时其儿子升学，她必须早起，就到我这里来咨询。

我立即推荐她早起，严格按时睡眠，改变生活节律。为了孩子，她和其丈夫商量，希望丈夫支持她改成早晨上班。此后，全家都转变成早晨型生活，结果怎么样了呢？首先，儿子变得早起去上学了；其次，令她最头痛的肾功能也自然得到恢复，身体状况变得非常好。

据这位女士说，此后他们全家都转变成早晨型生活节奏，身体健康了，烦恼减少了，生活很美满。她还对我说："早起，吃早餐，这本是理所当然的事情，但就是这样理所当然的事情大家都做不到。"事实确实如此。

再举一位患者的例子。同样是位女性患者，她自己经营着一个企业，是位女社长，在工作中很活跃。但睡眠质量差，白天注意力不集中，总出差错，为此到我这里来咨询。她由于社会和家庭的事情焦虑，每天睡前，为了放松都会喝点啤酒。

睡眠是修复身体、体内解毒的时间，为了身体健康，在睡前3小时就不应该再进食了。如果睡前饮啤酒、吃小吃等，内脏就要进行消化等功能活动，不能专注于修复机体，因此，疲劳就不能够被彻底清除。此外，酒精有增加觉醒的作用；由于需要消化食物，内脏进行工作，会使体温升高，最终导致睡眠质量下降。喝啤酒是为了放松身体，结果却起到了相反的作用。

这位女性听从劝导，晚上不再喝啤酒，也不再吃小吃，更不再磨磨蹭蹭地起床，晚上很早就睡觉。这样做后，第二天头脑非常清晰，差错明显减少，工作积极而有成效。

大家多采用晚上睡前看电视、饮酒、吃小吃等方式放松自己，结果却适得其反。不看电视可以减少光线照射，早进晚餐可以使内脏在夜间得以休息，这样身体才能够放松，消除疲劳而恢复机能。

控制夜间的活动与身心放松密切相关，进行轻松沐浴，去收获良好的睡眠吧。

快眠家族

如果是一个人生活的话，在自己喜欢的时间起床、自己喜欢的时间睡眠，这不会给任何人带来麻烦。但是，在家庭生活中，常常是一个人晚睡就会致使全家人的睡眠时间都延迟。

我的一位患者，他的孩子要考高中，但这孩子不能够早起，为此他来找我咨询。孩子的起床时间总是在下午 3 点，从而导致不能够正常上学。就像这样，初中毕业就很困难，即使勉强考入高中，也很有可能辍学，家长非常担心。

如果是在平时，我是需要详细知道该孩子每天睡眠的情况，确认其状态之后再进行指导的，但对他而言已经没有时间了，我嘱咐他：停止使用专门置备的遮光窗帘，晨光照射进来时起床，早晨必须吃早饭。仅仅用了一个月的时间，这个孩子就能在晚上自然睡眠，早晨不用家人叫醒也能自己起床了。

由于为了孩子必须做早餐，孩子的母亲也转变成早晨型的生活习惯，身体状态也好转起来。

像这样，全家的睡眠习惯都得以改善，具备了良好的睡眠，我将这样的家庭称为"快眠家族"。

另外一位患者是销售电视机的，他养成了看着电视入睡的习惯，睡眠质量很差。我建议这位患者不要在床上看电视，结果一同睡觉的夫人也变得能够早睡了，同时身体状况也好了起来。家庭中的一人，养成了良好的习惯，其他家庭成员也会变得健康，这就是例子。

我有一位在北海道的朋友，是位神经内科的医生。这位先生全家都是"快眠家族"。在他们家中没有窗帘，也没有电视机。他们在装修房子的时候，由于没有买到称心的窗帘，所以就一直没有装窗帘。随着早晨室内的第一缕阳光起床，结果发现大家的身体都好起来了。而且，由于家里没有电视机，大家经常一起聊天，就这样过着没有窗帘和没有电视机的生活。他们夫妻二人都是从事"铁人三项"那样剧烈的体育活动的，三个孩子学习成绩都很好。如果能像这样改善睡眠，同时也就改善了我们的人生。

我希望在日本，像这样的"快眠家族"能够不断增加，日本全国将朝气蓬勃，每个人都将渡过自己充实的人生。

睡眠，无风险而高回报的投资

我们的身体是不能够储存睡眠的。所以，即使是可能出现睡眠不足这样的"借钱"现象，也不能够事先睡足觉，以进行健康状态的"储蓄"。但是，平时注意保证良好的睡眠，对于身心甚至可以说对人生，都是一种"投资"。

为什么呢？保持良好的睡眠状态，不但可以获得身体和精神的安宁，而且能够使家庭生活更加圆满和提高自身能力，还可以产生满足感、节约医疗费用等，在诸多方面都会获益，度过幸福的人生。

只要没有优质睡眠作为基础，想要获得、享受以健康为中心的丰富生活，则是非常困难的。可以说，保持优质的睡眠是对人生的"储蓄"。

托马斯·莫尔①说：在"理想国"，晚上8点睡眠，早晨4点起床，这是一种理想状态。北条早云②也有以下记载：晚上8点睡觉，早晨4点起床，一切都会很好。无论东西方，大家都懂得优质的睡眠是度过充实人生的基础。

"储蓄"越多，就会产生越大的利润。与此相同，持续保持良好的睡眠状态，身体和人生都会不断地朝良好的方向发展。

睡眠的"储蓄"不同于金钱的储蓄，是用眼睛看不见的，但不断地积累、储蓄，会离理想的人生越来越近。

---

① 托马斯·莫尔，英国的空想社会主义者，著有《乌托邦》一书，对此后社会主义思想的发展有很大影响。

② 北条早云，日本战国时代著名军事家、智谋型领导者、杰出内政家，统一相模，奠定了此后北条一族称霸关东百余年的基础。

用优质的睡眠，振兴社会

通过这本书，我想告诉大家"无论如何，要从睡眠的不良环境中摆脱出来"。

请大家记住，熬夜、睡眠不足是一种异常状态，良好的睡眠才是一种自然状态。从不良的睡眠环境中摆脱出来，试一下，和以前会有什么不同，亲身体验一下就会明白。

正确良好的睡眠，是人生中应有的一种自然状态。

睡眠是美好明天的基础，是构建良好生活节奏的契机。早睡早起，也可以节省能源。以优质的睡眠创造一个温暖、和谐的社会吧。

但是，节能生活，并不是节俭、节约资源。如果不使用资源，也不会创造出任何新的物质，其结果则是现有的资源不断地消减下去。

再把眼光放远些。所谓节能生活，是以最少的投资，创造最大的效益。以正确的睡眠知识作为"投资"，最大限度地预防疾病的发生，我最大的愿望就是让睡眠知识普及。

"知识就是力量"，请您务必掌握正确的睡眠知识，并活用于日常生活中，去充实自己美好的人生。

我希望每一个人都能通晓睡眠知识，精力充沛，使自己的生活变得幸福美满。

结　束　语

日本人的睡眠时间逐渐变得越来越短，目前已是世界上睡眠时间最短的国家。

身体机能几乎用到接近极限，且不能够正确睡眠，人们的健康正在受到侵蚀。我对于这类人以及一生下来就被手机、电脑所包围着的当代的孩子们非常担忧。以此为契机，希望大家能够知道"优质的睡眠"是多么重要，为此写了这本书。

对于人类来说，睡眠是不可缺少的。为什么呢？因为睡眠不仅可以消解当日的疲劳，还可以提高大脑和身体的机能，为明天及以后能更好地生活发挥作用。

赋予我们健康、给我们带来幸福生活的根本是良好的睡眠。正因如此，人体采用各种各样的机制，在规定的时间睡眠。若不睡眠，一味地工作，会使工作效率下降，这样不仅浪费时间，还损害自身的健康，或许还会给以后的人生带来灾难。

所以，牺牲睡眠时间去工作，乍一看，好像是有效地利用了时间，而实际上，根本没有效率。

请从恶劣的睡眠环境中摆脱出来试一下，当优质的睡眠成为自然、理所当然的状态时，您的健康和人生将会发生什么样的变化呢？如果去亲身感受一下，您会在不知不觉中又回到了人体原本的状态。

睡眠的质量是会感染家人和您周围的人的。总之，如果您的不良睡眠习惯被改善，您的家人和朋友的不良睡眠习惯也将会被改善。这样，如果能够普及至全国，通过睡眠而改变全社会也就不再是梦想了。

通过睡眠，将使整个社会变得物质更加丰富，生活更加幸福美满。

我确信这一点。

我非常感谢您能够读完这本书。我希望这本书能够提高诸位的睡眠质量，能够使大家拥有健康的身体和幸福的人生。

到此，晚安！

2010 年 11 月

宫崎总一郎